Atención especializada al anciano

ideaspropias
EDITORIAL

Atención especializada al anciano

Recursos específicos de atención sociosanitaria en ancianos

Ficha de catalogación bibliográfica

Atención especializada al anciano. Recursos específicos de atención sociosanitaria en ancianos

1.ª edición
Ideaspropias Editorial, Vigo, 2009

ISBN: 978-84-9839-122-0
Formato: 19,5 x 28,5 cm • Páginas: 130

ATENCIÓN ESPECIALIZADA AL ANCIANO. RECURSOS ESPECÍFICOS DE ATENCIÓN SOCIOSANITARIA EN ANCIANOS.

ISBN: 978-84-9839-122-0
Depósito legal: VG 1403-2009
Autores: Fernando Almodóvar Pérez y Ruth García-Moya Sánchez
Impreso en España - Printed in Spain

Atención especializada al anciano

Recursos específicos de atención sociosanitaria en ancianos

Ficha de catalogación bibliográfica

Atención especializada al anciano. Recursos específicos de atención sociosanitaria en ancianos

1.ª edición
Ideaspropias Editorial, Vigo, 2009

ISBN: 978-84-9839-122-0
Formato: 19,5 x 28,5 cm • Páginas: 130

ATENCIÓN ESPECIALIZADA AL ANCIANO. RECURSOS ESPECÍFICOS DE ATENCIÓN SOCIOSANITARIA EN ANCIANOS.

ISBN: 978-84-9839-122-0
Depósito legal: VG 1403-2009
Autores: Fernando Almodóvar Pérez y Ruth García-Moya Sánchez
Impreso en España - Printed in Spain

ÍNDICE

Estructura de la unidad

Este libro se compone de distintas unidades con una estructura cerrada. A continuación se explica cada uno de los elementos que conforman dicha estructura.

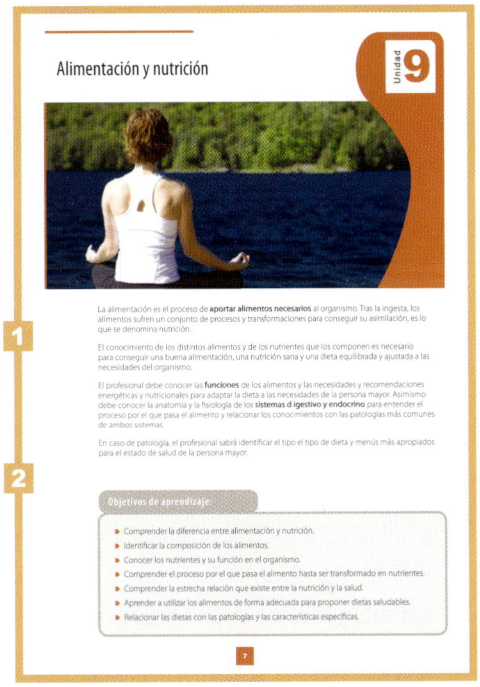

1 La **introducción** de la unidad es la carta de presentación. En ella se explica cuál es el contenido de estudio en el que se centra y la importancia del mismo.

2 Los **objetivos de aprendizaje** indican lo que el alumno va a aprender cuando termine de trabajar la unidad.

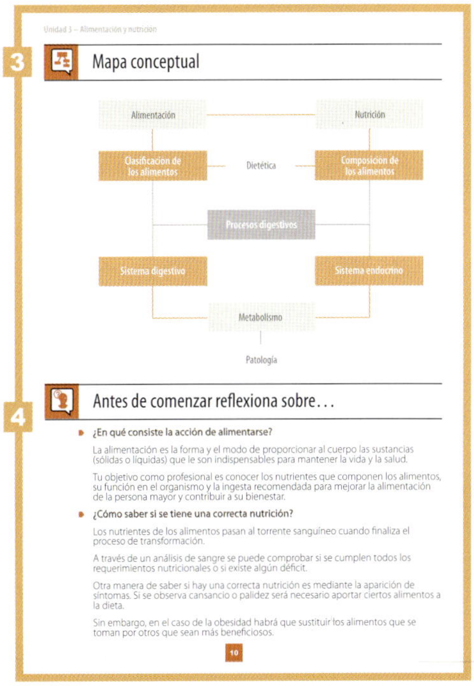

3 El **mapa conceptual** es una representación gráfica de los contenidos que se van a estudiar en la unidad.

4 El apartado **Antes de comenzar reflexiona sobre...** plantea al alumno cuestiones relacionadas con su vida diaria y a la vez con el contenido de la unidad buscando una reflexión inicial.

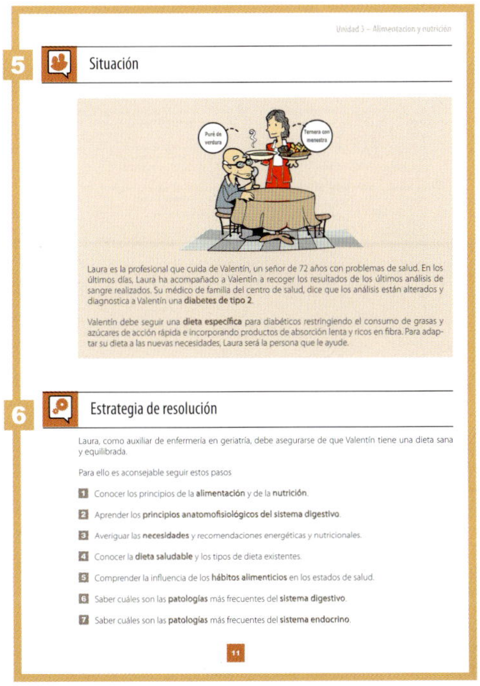

5 La **situación** de la unidad recrea un escenario profesional y se plantea cuestiones que hay que resolver. Esta conectada con la estrategia de resolución y la evaluación.

6 La **estrategia de resolución** de la unidad es la «guía» para resolver el caso planteado en la situación. Se compone de una serie de pasos (correspondientes a los epígrafes del contenido).

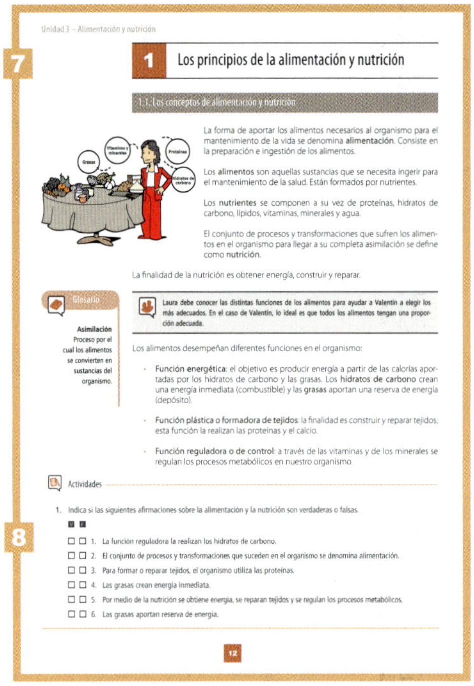

Unidad 3 – Alimentación y nutrición

7

1 Los principios de la alimentación y nutrición

1.1. Los conceptos de alimentación y nutrición

La forma de aportar los alimentos necesarios al organismo para el mantenimiento de la vida se denomina **alimentación**. Consiste en la preparación e ingestión de los alimentos.

Los **alimentos** son aquellas sustancias que se necesita ingerir para el mantenimiento de la salud. Están formados por nutrientes.

Los **nutrientes** se componen a su vez de proteínas, hidratos de carbono, lípidos, vitaminas, minerales y agua.

El conjunto de procesos y transformaciones que sufren los alimentos en el organismo para llegar a su completa asimilación se define como **nutrición**.

La finalidad de la nutrición es obtener energía, construir y reparar.

Glosario

Asimilación
Proceso por el cual los alimentos se convierten en sustancias del organismo.

Laura debe conocer las distintas funciones de los alimentos para ayudar a Valentín a elegir los más adecuados. En el caso de Valentín, lo ideal es que todos los alimentos tengan una proporción adecuada.

Los alimentos desempeñan diferentes funciones en el organismo:

- **Función energética**: el objetivo es producir energía a partir de las calorías aportadas por los hidratos de carbono y las grasas. Los **hidratos de carbono** crean una energía inmediata (combustible) y las **grasas** aportan una reserva de energía (depósito).
- **Función plástica o formadora de tejidos**: la finalidad es construir y reparar tejidos; esta función la realizan las proteínas y el calcio.
- **Función reguladora o de control**: a través de las vitaminas y de los minerales se regulan los procesos metabólicos en nuestro organismo.

Actividades

8

1. Indica si las siguientes afirmaciones sobre la alimentación y la nutrición son verdaderas o falsas.

V F

☐ ☐ 1. La función reguladora la realizan los hidratos de carbono.
☐ ☐ 2. El conjunto de procesos y transformaciones que suceden en el organismo se denomina alimentación.
☐ ☐ 3. Para formar o reparar tejidos, el organismo utiliza las proteínas.
☐ ☐ 4. Las grasas crean energía inmediata.
☐ ☐ 5. Por medio de la nutrición se obtiene energía, se reparan tejidos y se regulan los procesos metabólicos.
☐ ☐ 6. Las grasas aportan reserva de energía.

12

7 Cada **paso** está formado por un bloque de contenido de la unidad que tiene sentido por sí mismo y entidad propia.

8 Las **actividades** aparecen en cada uno de los pasos ayudando al alumno a afianzar los conocimientos adquiridos.

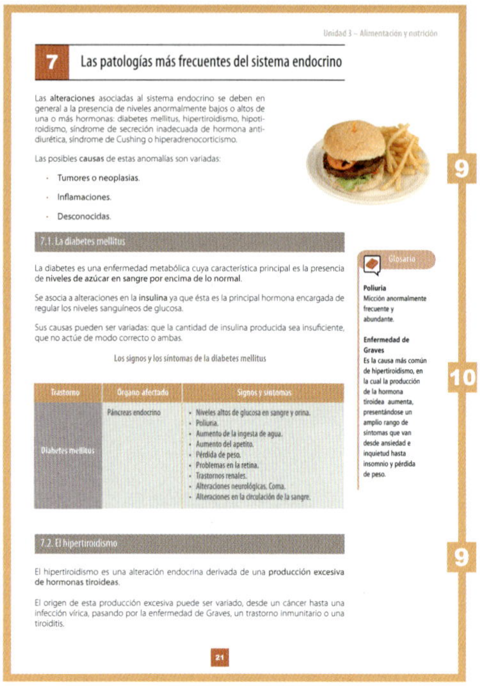

Unidad 3 – Alimentación y nutrición

7 Las patologías más frecuentes del sistema endocrino

Las **alteraciones** asociadas al sistema endocrino se deben en general a la presencia de niveles anormalmente bajos o altos de una o más hormonas: diabetes mellitus, hipertiroidismo, hipotiroidismo, síndrome de secreción inadecuada de hormona antidiurética, síndrome de Cushing o hiperadrenocorticismo.

Las posibles **causas** de estas anomalías son variadas:

- Tumores o neoplasias.
- Inflamaciones.
- Desconocidas.

9

7.1. La diabetes mellitus

La diabetes es una enfermedad metabólica cuya característica principal es la presencia de **niveles de azúcar en sangre por encima de lo normal**.

Se asocia a alteraciones en la **insulina** ya que ésta es la principal hormona encargada de regular los niveles sanguíneos de glucosa.

Sus causas pueden ser variadas: que la cantidad de insulina producida sea insuficiente, que no actúe de modo correcto o ambas.

Los signos y los síntomas de la diabetes mellitus

Trastorno	Órgano afectado	Signos y síntomas
Diabetes mellitus	Páncreas endocrino	• Niveles altos de glucosa en sangre y orina. • Poliuria. • Aumento de la ingesta de agua. • Aumento del apetito. • Pérdida de peso. • Problemas en la retina. • Trastornos renales. • Alteraciones neurológicas. Coma. • Alteraciones en la circulación de la sangre.

Glosario

Poliuria
Micción anormalmente frecuente y abundante.

Enfermedad de Graves
Es la causa más común de hipertiroidismo, en la cual la producción de la hormona tiroidea aumenta, presentándose un amplio rango de síntomas que van desde ansiedad e inquietud hasta insomnio y pérdida de peso.

10

7.2. El hipertiroidismo

9

El hipertiroidismo es una alteración endocrina derivada de una **producción excesiva de hormonas tiroideas**.

El origen de esta producción excesiva puede ser variado, desde un cáncer hasta una infección vírica, pasando por la enfermedad de Graves, un trastorno inmunitario o una tiroiditis.

21

9 Los **elementos gráficos** de los pasos (ilustraciones, esquemas, fotografías, etc.) permiten presentar los contenidos de una manera más didáctica.

10 Los **márgenes** de los pasos se completan con distintos elementos complementarios que ayudarán al estudio del alumno: glosario, ideas clave, ejemplos, etc.

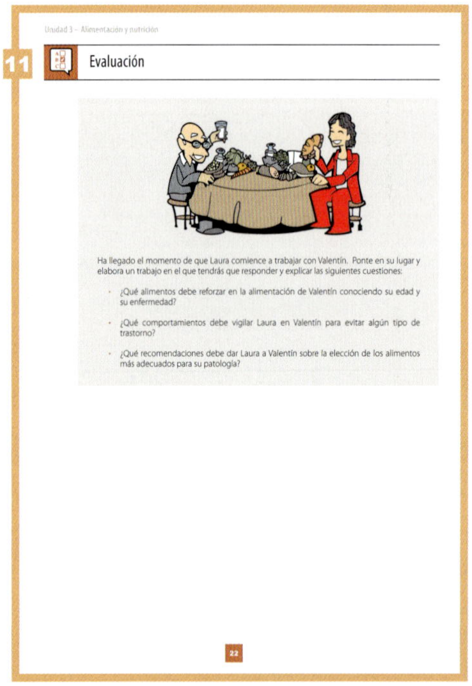

Unidad 3 – Alimentación y nutrición

11

Evaluación

Ha llegado el momento de que Laura comience a trabajar con Valentín. Ponte en su lugar y elabora un trabajo en el que tendrás que responder y explicar las siguientes cuestiones:

- ¿Qué alimentos debe reforzar en la alimentación de Valentín conociendo su edad y su enfermedad?
- ¿Qué comportamientos debe vigilar Laura en Valentín para evitar algún tipo de trastorno?
- ¿Qué recomendaciones debe dar Laura a Valentín sobre la elección de los alimentos más adecuados para su patología?

22

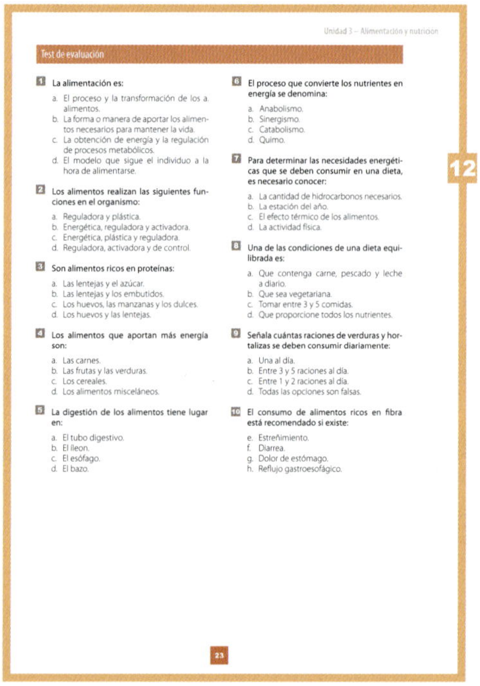

Unidad 3 – Alimentación y nutrición

Test de evaluación

1 La alimentación es:

a. El proceso y la transformación de los a. alimentos.
b. La forma o manera de aportar los alimentos necesarios para mantener la vida.
c. La obtención de energía y la regulación de procesos metabólicos.
d. El modelo que sigue el individuo a la hora de alimentarse.

2 Los alimentos realizan las siguientes funciones en el organismo:

a. Reguladora y plástica.
b. Energética, reguladora y activadora.
c. Energética, plástica y reguladora.
d. Reguladora, activadora y de control.

3 Son alimentos ricos en proteínas:

a. Las lentejas y el azúcar.
b. Las lentejas y los embutidos.
c. Los huevos, las manzanas y los dulces.
d. Los huevos y las lentejas.

4 Los alimentos que aportan más energía son:

a. Las carnes.
b. Las frutas y las verduras.
c. Los cereales.
d. Los alimentos misceláneos.

5 La digestión de los alimentos tiene lugar en:

a. El tubo digestivo.
b. El íleon.
c. El esófago.
d. El bazo.

6 El proceso que convierte los nutrientes en energía se denomina:

a. Anabolismo.
b. Sinergismo.
c. Catabolismo.
d. Quimo.

7 Para determinar las necesidades energéticas que se deben consumir en una dieta, es necesario conocer:

a. La cantidad de hidrocarbonos necesarios.
b. La estación del año.
c. El efecto térmico de los alimentos.
d. La actividad física.

12

8 Una de las condiciones de una dieta equilibrada es:

a. Que contenga carne, pescado y leche a diario.
b. Que sea vegetariana.
c. Tomar entre 3 y 5 comidas.
d. Que proporcione todos los nutrientes.

9 Señala cuántas raciones de verduras y hortalizas se deben consumir diariamente:

a. Una al día.
b. Entre 3 y 5 raciones al día.
c. Entre 1 y 2 raciones al día.
d. Todas las opciones son falsas.

10 El consumo de alimentos ricos en fibra está recomendado si existe:

e. Estreñimiento.
f. Diarrea.
g. Dolor de estómago.
h. Reflujo gastroesofágico.

23

11 En la **evaluación** el alumno tendrá que demostrar lo que ha aprendido en la unidad, aplicando dichos conocimientos para resolver el ejercicio planteado, el cual da las claves para solucionar la situación inicial.

12 El **test** conforma la segunda parte de la evaluación y permite al alumno analizar si ha asimilado los contenidos de la unidad o, por el contrario, si necesita repasar alguno de ellos.

Páginas complementarias

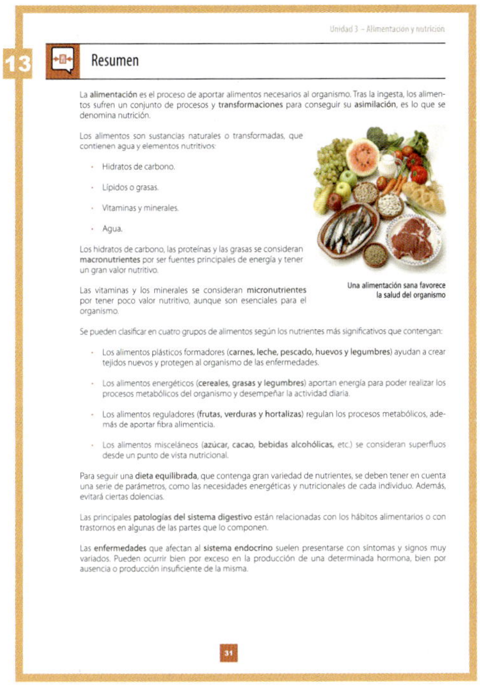

Unidad 3 – Alimentación y nutrición

13 Resumen

La **alimentación** es el proceso de aportar alimentos necesarios al organismo. Tras la ingesta, los alimentos sufren un conjunto de procesos y **transformaciones** para conseguir su **asimilación**, es lo que se denomina nutrición.

Los alimentos son sustancias naturales o transformadas, que contienen agua y elementos nutritivos:

- Hidratos de carbono.
- Lípidos o grasas.
- Vitaminas y minerales.
- Agua.

Los hidratos de carbono, las proteínas y las grasas se consideran **macronutrientes** por ser fuentes principales de energía y tener un gran valor nutritivo.

Las vitaminas y los minerales se consideran **micronutrientes** por tener poco valor nutritivo, aunque son esenciales para el organismo.

Una alimentación sana favorece la salud del organismo

Se pueden clasificar en cuatro grupos de alimentos según los nutrientes más significativos que contengan:

- Los alimentos plásticos formadores (**carnes, leche, pescado, huevos y legumbres**) ayudan a crear tejidos nuevos y protegen al organismo de las enfermedades.
- Los alimentos energéticos (**cereales, grasas y legumbres**) aportan energía para poder realizar los procesos metabólicos del organismo y desempeñar la actividad diaria.
- Los alimentos reguladores (**frutas, verduras y hortalizas**) regulan los procesos metabólicos, además de aportar fibra alimenticia.
- Los alimentos misceláneos (**azúcar, cacao, bebidas alcohólicas**, etc.) se consideran superfluos desde un punto de vista nutricional.

Para seguir una **dieta equilibrada**, que contenga gran variedad de nutrientes, se deben tener en cuenta una serie de parámetros, como las necesidades energéticas y nutricionales de cada individuo. Además, evitará ciertas dolencias.

Las principales **patologías del sistema digestivo** están relacionadas con los hábitos alimentarios o con trastornos en algunas de las partes que lo componen.

Las **enfermedades** que afectan al **sistema endocrino** suelen presentarse con síntomas y signos muy variados. Pueden ocurrir bien por exceso en la producción de una determinada hormona, bien por ausencia o producción insuficiente de la misma.

31

13 El **resumen** es una síntesis de los contenidos fundamentales vistos en la unidad que el alumno tiene que haber asimilado a lo largo de su estudio.

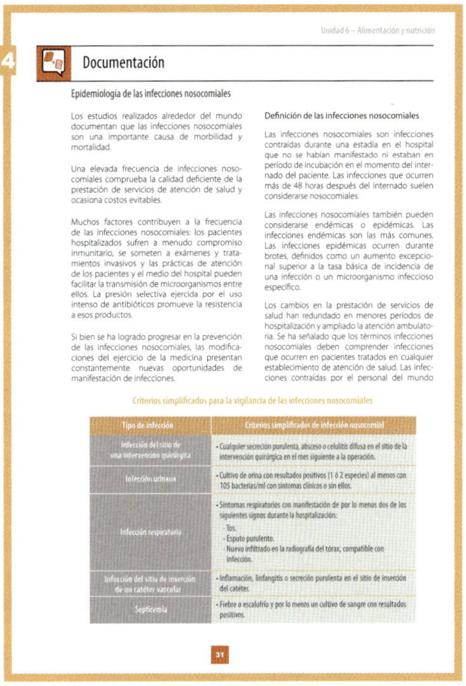

Unidad 6 – Alimentación y nutrición

14 Documentación

Epidemiología de las infecciones nosocomiales

Los estudios realizados alrededor del mundo documentan que las infecciones nosocomiales son una importante causa de morbilidad y mortalidad.

Una elevada frecuencia de infecciones nosocomiales comprueba la calidad deficiente de la prestación de servicios de atención de salud y ocasiona costos evitables.

Muchos factores contribuyen a la frecuencia de las infecciones nosocomiales: los pacientes hospitalizados sufren a menudo compromiso inmunitario, se someten a exámenes y tratamientos invasivos y las prácticas de atención de los pacientes y el medio del hospital pueden facilitar la transmisión de microorganismos entre ellos. La presión selectiva ejercida por el uso intenso de antibióticos promueve la resistencia a esos productos.

Si bien se ha logrado progresar en la prevención de las infecciones nosocomiales, las modificaciones del ejercicio de la medicina presentan constantemente nuevas oportunidades de manifestación de infecciones.

Definición de las infecciones nosocomiales

Las infecciones nosocomiales son infecciones contraídas durante una estadía en el hospital que no se habían manifestado ni estaban en período de incubación en el momento del internado del paciente. Las infecciones que ocurren más de 48 horas después del internado suelen considerarse nosocomiales.

Las infecciones nosocomiales también pueden considerarse endémicas o epidémicas. Las infecciones endémicas son las más comunes. Las infecciones epidémicas ocurren durante brotes, definidos como un aumento excepcional superior a la tasa básica de incidencia de una infección o un microorganismo infeccioso específico.

Los cambios en la prestación de servicios de salud han redundado en menores períodos de hospitalización y ampliado la atención ambulatoria. Se ha señalado que los términos infecciones nosocomiales deben comprender infecciones que ocurren en pacientes tratados en cualquier establecimiento de atención de salud. Las infecciones contraídas por el personal del mundo

Criterios simplificados para la vigilancia de las infecciones nosocomiales

Tipo de infección	Criterios simplificados de infección nosocomial
Infección del sitio de una intervención quirúrgica	• Cualquier secreción purulenta, absceso o celulitis difusa en el sitio de la intervención quirúrgica en el mes siguiente a la operación.
Infección urinaria	• Cultivo de orina con resultados positivos (1 ó 2 especies) al menos con 105 bacterias/ml con síntomas clínicos o sin ellos.
Infección respiratoria	• Síntomas respiratorios con manifestación de por lo menos dos de los siguientes signos durante la hospitalización: - Tos. - Esputo purulento. - Nuevo infiltrado en la radiografía del tórax, compatible con infección.
Infección del sitio de inserción de un catéter vascular	• Inflamación, linfangitis o secreción purulenta en el sitio de inserción del catéter.
Septicemia	• Fiebre o escalofrío y por lo menos un cultivo de sangre con resultados positivos.

31

14 La **documentación** complementa al contenido visto en la unidad con lecturas interesantes para que el alumno pueda profundizar.

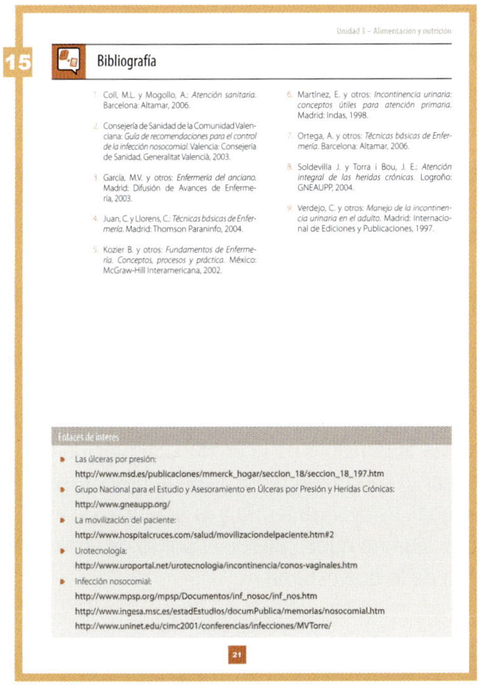

Unidad 3 – Alimentación y nutrición

15 Bibliografía

1. Coll, M.L. y Mogollo, A.: *Atención sanitaria*. Barcelona: Altamar, 2006.
2. Consejería de Sanidad de la Comunidad Valenciana: *Guía de recomendaciones para el control de la infección nosocomial*. Valencia: Consejería de Sanidad, Generalitat Valencià, 2003.
3. García, M.V. y otros: *Enfermería del anciano*. Madrid: Difusión de Avances de Enfermería, 2003.
4. Juan, C. y Llorens, C.: *Técnicas básicas de Enfermería*. Madrid: Thomson Paraninfo, 2004.
5. Kozier B. y otros: *Fundamentos de Enfermería. Conceptos, procesos y práctica*. México: McGraw-Hill Interamericana, 2002.
6. Martínez, E. y otros: *Incontinencia urinaria: conceptos útiles para atención primaria*. Madrid: Indas, 1998.
7. Ortega, A. y otros: *Técnicas básicas de Enfermería*. Barcelona: Altamar, 2006.
8. Soldevilla J. y Torra i Bou, J. E.: *Atención integral de las heridas crónicas*. Logroño: GNEAUPP, 2004.
9. Verdejo, C. y otros: *Manejo de la incontinencia urinaria en el adulto*. Madrid: Internacional de Ediciones y Publicaciones, 1997.

Enlaces de interés

- Las úlceras por presión: **http://www.msd.es/publicaciones/mmerck_hogar/seccion_18/seccion_18_197.htm**
- Grupo Nacional para el Estudio y Asesoramiento en Úlceras por Presión y Heridas Crónicas: **http://www.gneaupp.org/**
- La movilización del paciente: **http://www.hospitalcruces.com/salud/movilizaciondelpaciente.htm#2**
- Urotecnología: **http://www.uroportal.net/urotecnologia/incontinencia/conos-vaginales.htm**
- Infección nosocomial: **http://www.mpsp.org/mpsp/Documentos/inf_nosoc/inf_nos.htm** **http://www.ingesa.msc.es/estadEstudios/documPublica/memorias/nosocomial.htm** **http://www.uninet.edu/cimc2001/conferencias/infecciones/MVTorre/**

21

15 La **bibliografía** se compone de una lista de referencias que le sirven al alumno para ampliar o reforzar sus conocimientos. Se dan referencias de libros, capítulos, artículos, enlaces web, etc.

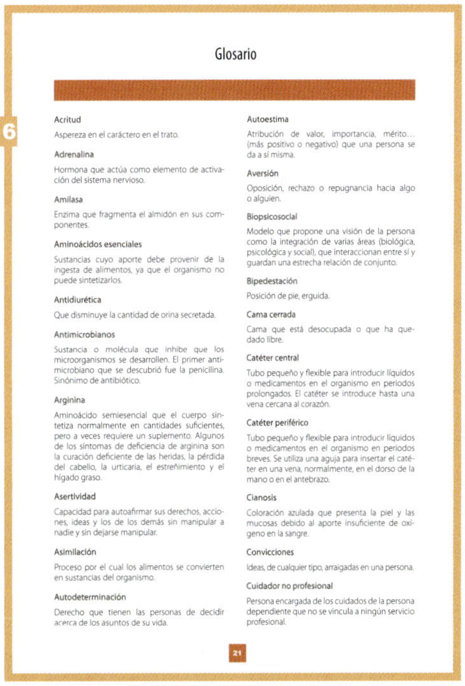

Glosario

16

Acritud
Aspereza en el carácter en el trato.

Adrenalina
Hormona que actúa como elemento de activación del sistema nervioso.

Amilasa
Enzima que fragmenta el almidón en sus componentes.

Aminoácidos esenciales
Sustancias cuyo aporte debe provenir de la ingesta de alimentos, ya que el organismo no puede sintetizarlos.

Antidiurética
Que disminuye la cantidad de orina secretada.

Antimicrobianos
Sustancia o molécula que inhibe que los microorganismos se desarrollen. El primer antimicrobiano que se descubrió fue la penicilina. Sinónimo de antibiótico.

Arginina
Aminoácido semiesencial que el cuerpo sintetiza normalmente en cantidades suficientes, pero a veces requiere un suplemento. Algunos de los síntomas de deficiencia de arginina son la curación deficiente de las heridas, la pérdida del cabello, la urticaria, el estreñimiento y el hígado graso.

Asertividad
Capacidad para autoafirmar sus derechos, acciones, ideas y los de los demás sin manipular a nadie y sin dejarse manipular.

Asimilación
Proceso por el cual los alimentos se convierten en sustancias del organismo.

Autodeterminación
Derecho que tienen las personas de decidir acerca de los asuntos de su vida.

Autoestima
Atribución de valor, importancia, mérito... (más positivo o negativo) que una persona se da a sí misma.

Aversión
Oposición, rechazo o repugnancia hacia algo o alguien.

Biopsicosocial
Modelo que propone una visión de la persona como la integración de varias áreas (biológica, psicológica y social), que interaccionan entre sí y guardan una estrecha relación de conjunto.

Bipedestación
Posición de pie, erguida.

Cama cerrada
Cama que está desocupada o que ha quedado libre.

Catéter central
Tubo pequeño y flexible para introducir líquidos o medicamentos en el organismo en periodos prolongados. El catéter se introduce hasta una vena cercana al corazón.

Catéter periférico
Tubo pequeño y flexible para introducir líquidos o medicamentos en el organismo en periodos breves. Se utiliza una aguja para insertar el catéter en una vena, normalmente, en el dorso de la mano o en el antebrazo.

Cianosis
Coloración azulada que presenta la piel y las mucosas debido al aporte insuficiente de oxígeno en la sangre.

Convicciones
Ideas, de cualquier tipo, arraigadas en una persona.

Cuidador no profesional
Persona encargada de los cuidados de la persona dependiente que no se vincula a ningún servicio profesional.

21

16 El **glosario general** de todas las unidades aparece al final del libro. El alumno lo puede consultar siempre que lo necesite para aclarar las dudas que le vayan surgiendo.

Recursos varios

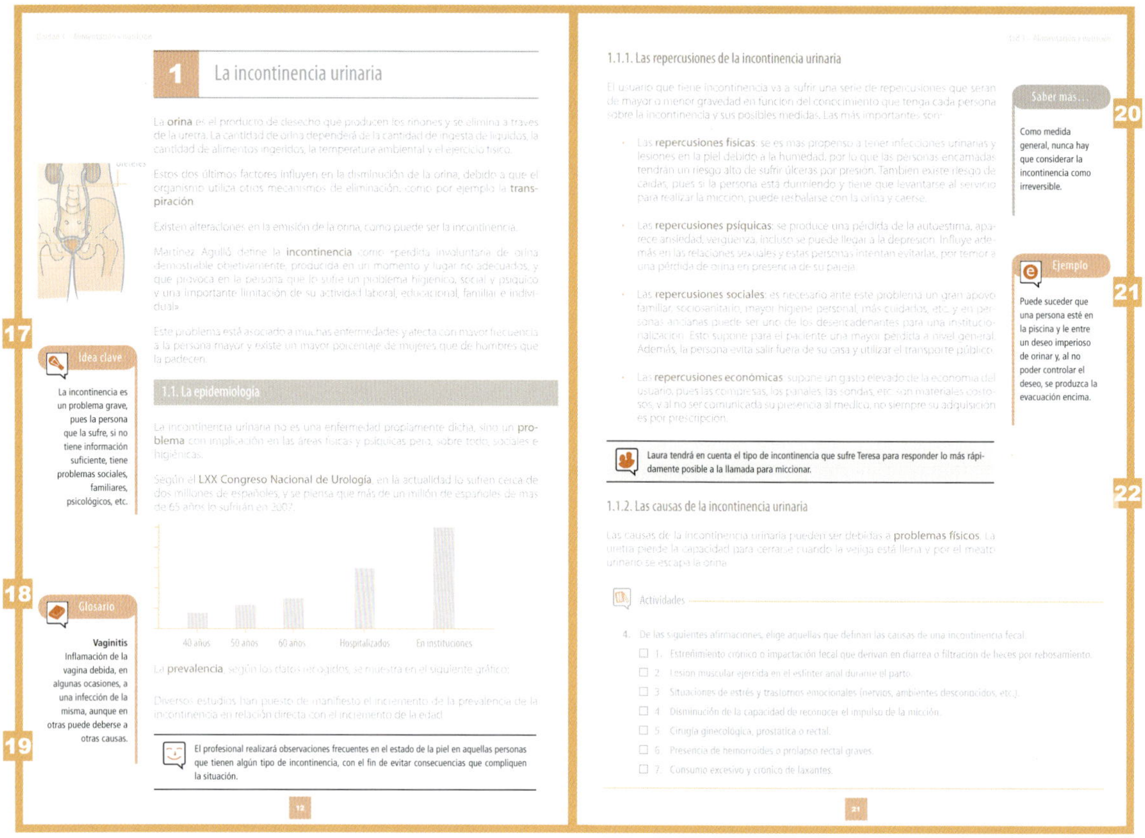

17 Las **ideas clave** se encargan de recordar algunos de los contenidos vistos en los pasos con el objetivo de resaltar su importancia.

18 Las palabras de **glosario** aparecen a lo largo del contenido teórico de cada unidad para aclarar los términos que puedan resultar novedosos para el alumno.

19 Los **recuadros de actitudes** aparecen siempre que se considera necesario recalcar algún aspecto actitudinal a tener en cuenta dentro de los contenidos que se están estudiando.

20 Los apartados **saber más** o **quién es** dan pistas al alumno para profundizar sobre alguno de los contenidos que está estudiando.

21 Los **ejemplos** sirven al alumno para comprender mejor la materia que estudia. Son un elemento de indudable eficacia didáctica. En las unidades pueden aparecer en los márgenes de los pasos o dentro del contenido.

22 Los **enlaces con la situación** son pistas, reflexiones que enlazan con la situación real propuesta al principio de la unidad. Su función es relacionar el contenido teórico con el desempeño profesional, es decir la teoría y la práctica. De este modo el alumno nunca pierde el punto de vista práctico de lo que estudia.

Atención especializada al anciano

Introducción

El proceso de envejecimiento por el que pasa una persona es natural e individual. Por eso, el auxiliar de enfermería en geriatría debe conocerlo muy bien para evitar confundir procesos patológicos con los característicos de la vejez.

Para poder prestar una atención de calidad al mayor, es necesario que el auxiliar de enfermería en geriatría conozca el marco teórico del envejecimiento y las alteraciones biopsicosociales que se producen en esta etapa vital.

Los cambios que se sufren y se acumulan con el envejecimiento hacen que el organismo esté más vulnerable ante las agresiones externas y exista una mayor predisposición a la aparición de determinados síndromes y patologías.

La geriatría o gerontología clínica es la especialidad que se encarga de los aspectos médicos de la vejez y se centra en el diagnóstico, la prevención y el tratamiento interdisciplinar de las patologías asociadas a esta etapa vital.

El auxiliar de enfermería en geriatría, como miembro del equipo de atención sociosanitaria y principal punto de apoyo del especialista, debe adquirir los conocimientos necesarios para proporcionar, bajo supervisión, la atención especializada y establecida en el plan de cuidados y colaborar con los técnicos en los programas de intervención específica en los diferentes centros de atención.

Objetivos de aprendizaje:

- Conocer el marco conceptual en el que se encuadra el proceso de envejecimiento.
- Conocer los recursos de atención sociosanitaria especializados en personas mayores.
- Reconocer los procesos de cambios naturales relacionados con el envejecimiento y diferenciarlos de los procesos patológicos.
- Familiarizarse con las enfermedades y los síndromes más habituales en el mayor y aplicar los cuidados adecuados.
- Desarrollar actitudes de prevención y promoción de la salud en el mayor.
- Apoyar a los técnicos especialistas en la intervención de programas de terapia ocupacional y de gerocultura.

Los recursos de atención y asistencia a personas mayores dependientes

Unidad 1

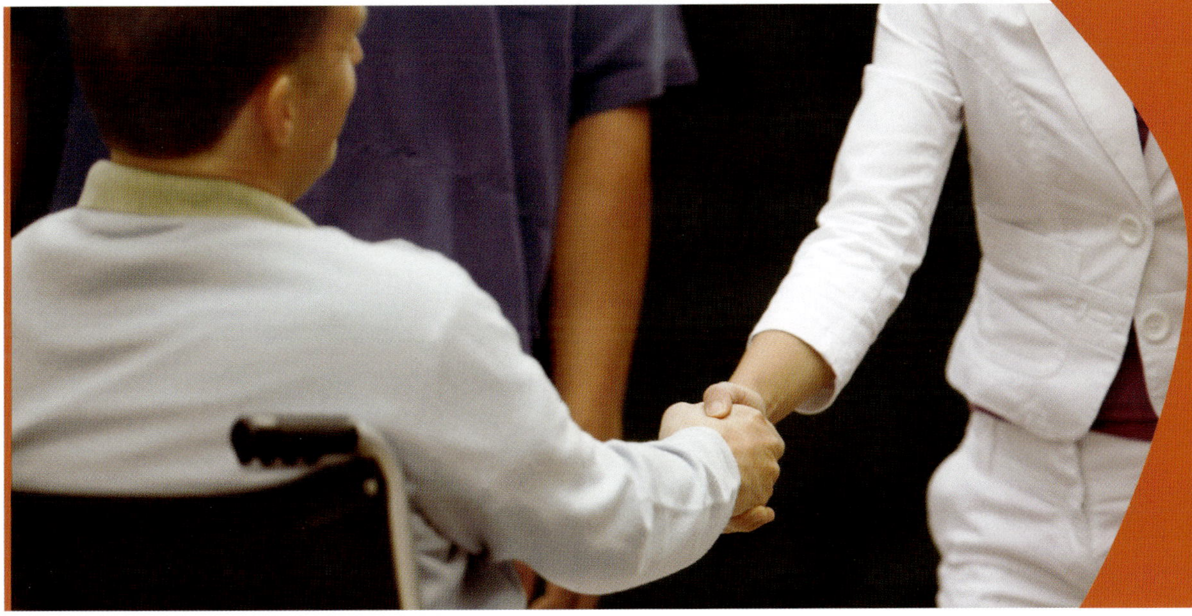

La **integración social** de la persona mayor en su entorno familiar y habitual debe ser tenida en cuenta por el profesional que presta la atención y los cuidados, para que la persona pueda alcanzar una situación de bienestar y calidad de vida.

Las necesidades que pueda tener la persona mayor que se encuentra en situación de dependencia y su familia deben ser cubiertas por la red de **servicios y recursos de atención social y sanitaria**.

El profesional debe conocer estos recursos y sus servicios, sus características y los procedimientos de acceso a los mismos, pues a menudo se convierte en el único referente con el exterior y es la persona más indicada para informar y derivar a otros profesionales y servicios.

El profesional también debe conocer qué prestaciones económicas, si las hubiere, pueden solicitarse en cada caso: condicione, trámites, etc.

Objetivos de aprendizaje:

- Fomentar la integración real en el entorno familiar y social de la persona mayor.
- Diferenciar los tipos de gestión de servicios para personas dependientes.
- Identificar los recursos y servicios sociales que responden a las necesidades sociosanitarias de la persona.
- Conocer los recursos y servicios para personas mayores con discapacidad, enfermas o en situación de riesgo o crisis.
- Conocer las prestaciones del sistema de promoción de la autonomía personal y atención a la dependencia.
- Conocer los procedimientos y las vías de acceso a los servicios.

Mapa conceptual

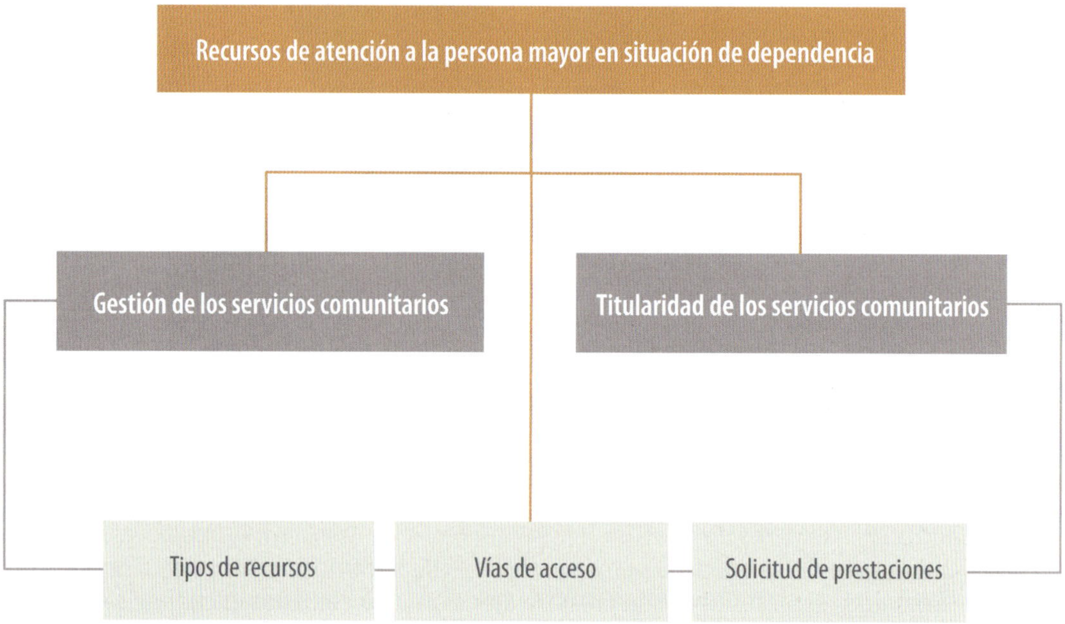

Antes de comenzar reflexiona sobre...

- **¿Sabes quién gestiona el servicio donde vas a desarrollar tu actividad como profesional?**

  La gestión de los recursos y servicios sociales puede ser llevada a cabo por la Administración Pública (estatal, autonómica o local), por empresas privadas o mediante una gestión concertada entre ambas.

- **¿Conoces el IMSERSO?**

  El IMSERSO es una institución de carácter público que gestiona recursos para las personas mayores y los discapacitados.

  La discapacidad de una persona se atiende realizando una valoración de ésta y están a su disposición diferentes centros, servicios y recursos adecuados a la situación de cada usuario.

- **¿La persona mayor dependiente tiene derecho a algún tipo de ayuda económica?**

  Existen pensiones, prestaciones y subvenciones a las que pueden acceder las personas mayores en situación de dependencia. La cantidad y condiciones son determinadas por la Administración siguiendo unos baremos.

Situación

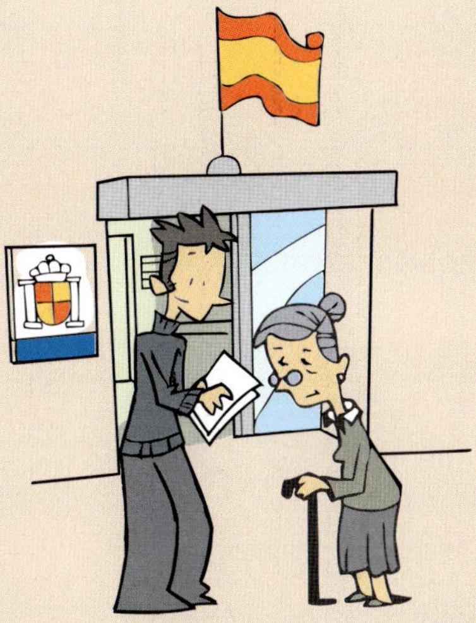

José es el profesional de atención directa que debe acudir a casa de **Lola**, una señora de 83 años, viuda y que vive sola.

Lola no se encuentra bien de salud y tiene problemas para desenvolverse en casa con las **tareas cotidianas**, por eso ha decidido pedir ayuda. Desea saber dónde se encuentra el centro de servicios sociales de su zona, qué recursos gestiona el IMSERSO y para qué sirven los centros de día y el servicio de ayuda a domicilio.

José informará a Lola sobre esto y cómo le puede servir para mejorar su situación.

Estrategia de resolución

Lola necesita saber a dónde puede acudir para mejorar su situación y qué servicios son los más indicados para su caso. José debe conocer las características de los diferentes recursos y servicios sociales para poder informar a Lola y facilitarle una mejor atención.

Para dar una respuesta adecuada, José debe seguir estos pasos:

1. Conocer la gestión de los **servicios comunitarios** dirigidos a las personas que se encuentran en situación de dependencia.
2. Identificar los **recursos del entorno**.
3. Distinguir los **recursos para personas mayores**.
4. Familiarizarse con las **vías de acceso** a los recursos del entorno.
5. Familiarizarse con las **solicitudes de ayudas, prestaciones y servicios**.

1 La gestión de los servicios comunitarios

Los recursos y servicios que atienden a personas en situación de dependencia pueden ser gestionados por:

- Administración Pública.
- Organismos privados.
- Gestión concertada.

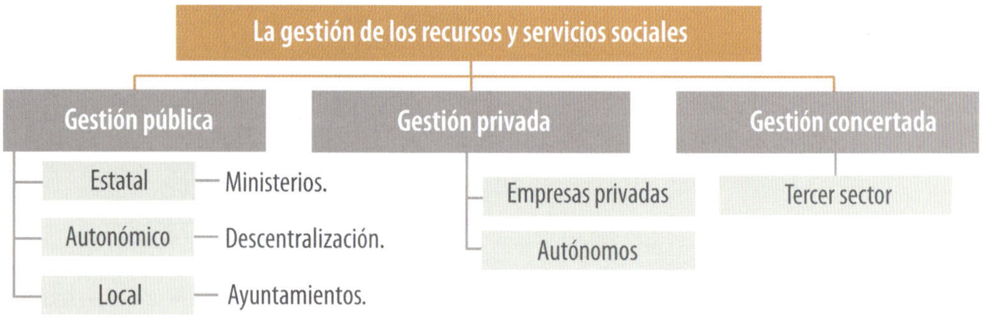

Glosario

Recursos
Conjunto de elementos disponibles para resolver una necesidad.

Servicios
Conjunto de organizaciones o de personas destinado a cuidar los intereses o satisfacer las necesidades de entidades o usuarios.

1.1. La gestión pública

La Administración Pública puede gestionar los distintos recursos y servicios a tres niveles:

- Estatal o central.
- Autonómico.
- Local.

1.1.1. La gestión a nivel estatal

La Administración general del Estado gestiona servicios para cualquier ciudadano de España.

La administración se organiza en departamentos llamados **ministerios**. Los ministerios relacionados con los recursos de las personas dependientes son:

- **Ministerio de Trabajo y Asuntos Sociales**. El Real Patronato sobre Discapacidad y la Secretaría de Estado de Servicios Sociales, Familia y Discapacidad son organismos que dependen de este ministerio.
- **Ministerio de Sanidad y Consumo**.
- **Ministerio de Educación y Ciencia**.

1.1.2. La gestión a nivel autonómico

La asistencia social es una competencia que debe ser transferida a las comunidades autónomas, según el artículo 148 de la Constitución Española. El principio que rige la distribución de responsabilidades desde la Administración central a las comunidades autónomas es el de **descentralización**.

Este principio supone que cada comunidad autónoma aplica, regula, desarrolla y gestiona determinados recursos y servicios.

1.1.3. La gestión a nivel local

La **Ley de Bases de Régimen Local** establece la forma de organizar los servicios sociales a través de las entidades locales.

Los ayuntamientos tienen una gestión directa sobre los recursos de las zonas más cercanas a los usuarios.

1.2. La gestión privada

La gestión privada surge porque existen más necesidades que cubrir que servicios públicos para satisfacerlas.

Las **empresas privadas** y los trabajadores **autónomos** prestan sus servicios a los usuarios y reciben una remuneración por ellos.

1.3. La gestión concertada

La gestión concertada es una **oferta mixta** de la gestión pública y la privada.

La Ley de Dependencia establece una red de servicios del sistema nacional de dependencia.

Esta red tendrá en cuenta los centros privados concertados y las entidades del **tercer sector**.

El tercer sector es el ámbito formado por entidades privadas de carácter voluntario y sin ánimo de lucro. Estas entidades surgen por iniciativa ciudadana y funcionan de forma autónoma.

Las entidades del tercer sector tratan de impulsar el reconocimiento y el ejercicio de los derechos sociales, intentan lograr la **cohesión y la inclusión social** y procuran evitar que determinados colectivos queden excluidos de los niveles de bienestar.

Las comunidades autónomas establecen el régimen jurídico de los centros privados concertados.

Idea clave

La Administración Pública acuerda o concierta un número de plazas en un centro privado para determinados usuarios. Estos usuarios pagan menos por esas plazas que las personas que acuden al centro privado directamente.

Actividades

1. Une con flechas cada concepto con el tipo de gestión al que está vinculado.

1. Gestión pública.	a. Tercer sector.
	b. Descentralización.
2. Géstión privada.	c. Ministerio.
	d. Remuneración.
3. Gestión concertada.	e. Oferta mixta.
	f. Autónomos.

2. Subraya el nivel de gestión pública correcto para cada afirmación.
   - Las comunidades gestionan sus competencias a nivel: estatal, autonómico o local.
   - Los ministerios son parte de la Administración Pública: a nivel: estatal, autonómico o local.
   - El ayuntamiento de un pueblo tiene competencias a nivel: estatal, autonómico o local.

2 Los recursos del entorno

En el terreno de la prevención y atención a la dependencia, los recursos del entorno engloban a las **organizaciones, medios humanos y materiales** dirigidos a dar respuesta a las necesidades de las personas y familias afectadas por cualquier clase de circunstancias que produzcan importantes limitaciones en su autonomía personal y social.

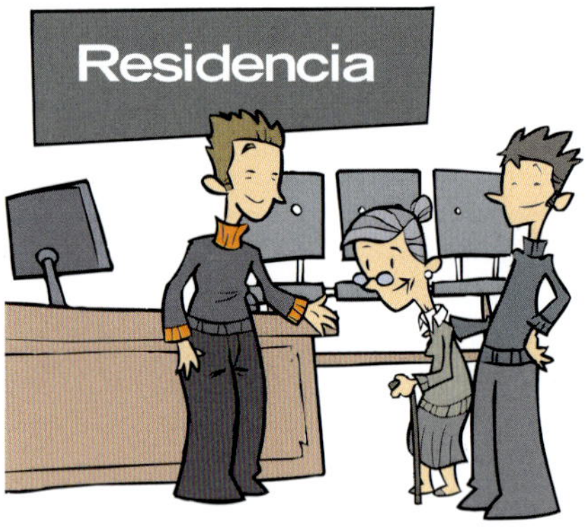

El concepto recursos del entorno hace referencia al conjunto de **sistemas públicos y de soporte familiar y personal** (relaciones de vecindad y amistad) que constituyen las redes formales e informales de atención.

Los sistemas públicos más relacionados con la prevención y atención de las situaciones de dependencia en las personas mayores son:

- El sistema de promoción de la autonomía personal y atención a las situaciones de dependencia.
- El sistema de servicios sociales.
- El sistema sanitario.
- El sistema de seguridad social.

2.1. Los recursos y servicios sociosanitarios

Los sistemas públicos vinculados con la atención de las situaciones de dependencia que presentan mayor cantidad de recursos y servicios, destinados a esa finalidad, son los de naturaleza **sociosanitaria**: el sistema de promoción de la autonomía personal y atención de las situaciones de dependencia, el sistema de servicios sociales y el sistema nacional de salud.

Todos ellos coinciden en plantear la **atención integral** como uno de los pilares más importantes para su funcionamiento. Este enfoque, de acuerdo con los planteamientos de la Organización Mundial de la Salud, defiende que la respuesta a las necesidades de los seres humanos debe tener en cuenta todas sus dimensiones: físicas o biológicas, psicológicas y sociales.

Los sistemas de servicios sociales y sanitarios están organizados en dos niveles de actuación: primario o básico y especializado o de segundo nivel.

- En el **nivel primario** o básico se sitúan los recursos que sirven de puntos de referencia o puerta de entrada a los servicios y prestaciones de ambos sistemas.

  En el de servicios sociales corresponde con los centros de servicios sociales y en el sanitario con los centros de salud.

- En el **nivel especializado** o especializado se encuentran, por ejemplo, los centros de día y residenciales para personas mayores y con discapacidad, pertenecientes al sistema de servicios sociales, y los centros de especialidades y los hospitales, pertenecientes al sistema sanitario.

2.2. El sistema de promoción para la autonomía personal y atención a la dependencia

La propia ley creadora de este nuevo sistema público establece que sus recursos y prestaciones se integran en el sistema de servicios sociales.

- Servicios de prevención de las situaciones de dependencia y de promoción de la autonomía personal.
- Servicio de teleasistencia.
- Servicio de ayuda a domicilio.
  - Atención de las necesidades del hogar.
  - Cuidados personales.
- Servicio de centro de día y de noche
  - Centro de día para personas mayores.
  - Centro de día para menores de 65 años.
  - Centro de día de atención especializada.
  - Centro de noche.
- Servicio de atención residencial.
- Residencia de personas mayores en situación de dependencia.
- Centro de atención residencial a personas en situación de dependencia, en razón de los distintos tipos de discapacidad.

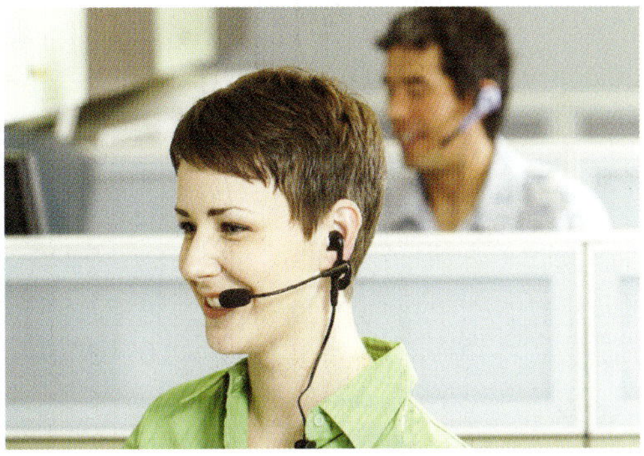

El servicio de teleasistencia dispone de atención las 24 horas del día

El sistema nacional para la autonomía personal y atención a la dependencia contempla **prestaciones** vinculadas al servicio, cuidados en el medio familiar y apoyo a personas cuidadoras no profesionales y asistencia personal.

2.3. El sistema de servicios sociales

Los recursos del sistema de servicios sociales son los siguientes:

2.3.1. Los recursos de los servicios sociales generales o básicos

El servicio de **información**, **orientación** y **valoración** se ocupa de facilitar el conocimiento y acceso a los recursos existentes, a la vez que desempeña funciones de planificación, contribuyendo a la mejora de la organización y al funcionamiento del sistema de servicios sociales.

El **servicio de teleasistencia** proporciona asistencia personal mediante el uso de tecnologías de la comunicación y de la información, dando una respuesta inmediata ante situaciones de emergencia, inseguridad, soledad o aislamiento. Puede ofrecerse como un servicio independiente o complementario al de ayuda a domicilio.

El **servicio de ayuda a domicilio** consiste en la atención de las necesidades de la vida diaria de la persona beneficiaria en su propio domicilio. Este servicio tiene un carácter preventivo y recuperador, por lo que se agregan intervenciones de apoyo psicosocial hacia la propia persona usuaria y quienes conviven en su entorno cotidiano.

Los **programas de comedor y lavandería** son servicios destinados, preferentemente, a familias con dificultades, personas mayores y con discapacidad. Puede dispensarse a través de instalaciones o centros abiertos a la comunidad o mediante servicios domiciliarios. Los **programas de apoyo a familias** proporcionan servicios de información, formación especializada, descanso temporal (respiro) o descarga emocional. También promueven la creación de grupos de autoayuda y voluntariado.

2.3.2. Los recursos de los servicios sociales especializados

Los **centros base** están constituidos por equipos profesionales interdisciplinares que desarrollan actividades de información, orientación, diagnóstico y valoración de las situaciones de discapacidad. Entre sus funciones más importantes se encuentran:

- La **prevención** de las discapacidades.
- El **seguimiento** de las medidas adoptadas para incrementar la autonomía personal de las personas con discapacidad y la mejora de su calidad de vida.
- La realización de la **calificación** del grado de minusvalía, requerida para el acceso a la práctica totalidad de los recursos disponibles en los sistemas públicos para las personas con discapacidad.

2.3.3. Los centros estatales de referencia

Los centros estatales de referencia actúan con personas en situación de dependencia y sus familias.

Centros estatales de referencia

Centros estatales de referencia

- **Objetivos**
  - Atender las necesidades de personas dependientes.
  - Mejorar la atención de personas mayores y discapacitadas.
  - Desarrollar una prestación especializada.
  - Optimizar la calidad en los servicios sociales.
- **Servicios**
  - Asistencia y atención personal, salud, manutención y alojamiento, internado o diurno.
  - Rehabilitación médico-funcional y psicosocial y entrenamiento en la autonomía personal.
  - Readaptación al entorno comunitario y reinserción social.
  - Difusión de conocimientos, fomento de investigación e innovación y asistencia técnica.
- **Usuarios**
  - Personas mayores, personas con dependencia y sus familias.
  - Instituciones, asociaciones, profesionales y empresas.
  - Universidades y centros de investigación y docencia.
  - Organizaciones de acreditación y evaluación.

2.3.4. El Centro Estatal de Autonomía Personal y Ayudas Técnicas

El Centro Estatal de Autonomía Personal y Ayudas Técnicas (CEAPAT) es un centro tecnológico dependiente del IMSERSO. El centro está ubicado en Madrid y fue creado mediante Orden Ministerial de 7 de abril de 1989.

El CEAPAT

Objetivos	• Potenciar el acceso a la comunicación y a la información para la vida autónoma y la actividad laboral. • Impulsar la investigación, desarrollo y uso de ayudas técnicas para personas con discapacidad y mayores, fomentando el diseño para todos. • Desarrollar herramientas, bases de datos, catálogos y manuales. • Participar en foros y programas nacionales e internacionales.
Profesionales	• Arquitectura accesible. • Información y asesoramiento en ayudas técnicas y diseño para todos. • Tecnología y programas I+D. • Documentación. • Dirección y administración.
Servicios	• Realización y asesoramiento de proyectos de accesibilidad. • Evaluación y seguimiento de programas I+D. • Biblioteca especializada, bases de datos y exposición de ayudas técnicas. • Boletín CEAPAT y publicaciones. • Evaluaciones técnicas de productos y servicios, normas técnicas y mercado de tecnología de la rehabilitación. • Formación, asesoramiento e información en la adaptación de puestos de trabajo, acceso al ordenador y nuevas tecnologías.

2.3.5. El Centro Estatal de Atención al Daño Cerebral

El Centro Estatal de Atención al Daño Cerebral (CEADAC) es un centro monográfico de **rehabilitación** integral especializado en la atención a personas con daño cerebral y sus familias.

El CEADAC

Objetivos	• Rehabilitar sociosanitariamente y mejorar la calidad de vida. • Potenciar las asociaciones. • Especializar con equipos multiprofesionales. • Coordinar recursos sanitarios y servicios sociales. • Sustentar la actuación en todo el Estado con servicios locales de apoyo.
Servicios	• Salud, residencia, rehabilitación, ejercicio de actividades cotidianas y readaptación al entorno. • Información, documentación, consultoría y asistencia técnica.
Modalidades de estancia	• Ingreso provisional. Valoración del solicitante durante un periodo no superior a cuatro semanas. • Atención diurna. Rehabilitación intensiva con media pensión. • Atención residencial. Alojamiento, manutención y rehabilitación por un periodo no superior a 18 meses. • Estancias de seguimiento. Revisión técnica del usuario por un periodo máximo de dos semanas para contemplar la posibilidad del reingreso.
Usuarios	• Edad entre 16 y 45 años. • Afectados por daño cerebral como consecuencia de una lesión reciente. • Familias de los afectados, para que puedan facilitar la reintegración en el hogar y en el entorno social. • Usuarios con posibilidades de mejorar su autonomía personal a través de un programa de rehabilitación sociosanitaria.
Ingreso	La solicitud puede recogerse en: • Hospitales nacionales, regionales o comarcales, públicos o privados. • Centros de valoración y orientación. • CEADAC. • Servicios centrales del IMSERSO. La solicitud se puede entregar en el CEADAC, en los servicios centrales del IMSERSO o enviarla por correo.

El **centro depende del IMSERSO** y fue creado en 2002 según la Orden TAS/55/2002, de 8 de enero.

El CEADAC es un centro de referencia para la promoción y el apoyo de otros recursos del sector. El centro está ubicado en Madrid y su ámbito de actuación es nacional. Los servicios del CEADAC se ofrecen durante un periodo de tiempo determinado.

El centro dispone de **90 camas** para usuarios procedentes de distintas Comunidades Autónomas y **30 plazas de estancia diurna** para usuarios residentes en Madrid capital. La estancia residencial no podrá ser superior a 18 meses.

José puede explicar a Lola qué tipo de servicios y atenciones encontrará en los centros de referencia y cómo le pueden ayudar en su situación.

Los **centros para personas mayores o con discapacidad** son establecimientos de carácter social donde se facilita la estancia y convivencia durante el día con el objetivo de desarrollar su participación activa, las relaciones personales y la integración social.

La programación de estos centros incluye actividades socioculturales, lúdicas y recreativas, así como servicios básicos de información, orientación y atención social.

Dependiendo de la capacidad e instalaciones, pueden ofrecer servicios de peluquería, podología, terapia ocupacional, fisioterapia, comedor, lavandería u otros similares que favorezcan la permanencia en su entorno familiar y social y mejoren su calidad de vida.

El **servicio de centro de día, de noche o de fines de semana** proporciona una atención integral, de carácter biopsicosocial (sobre sus necesidades físicas, psicológicas y sociales), durante el periodo diurno o nocturno, a las personas en situación de dependencia.

Estos recursos acondicionan sus características a las peculiaridades de las personas atendidas (menores de 65 años, mayores o personas con discapacidades específicas).

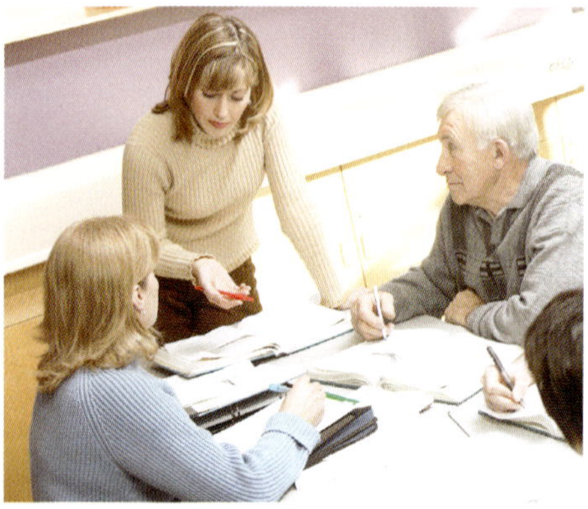

La integración social es la meta de los centros

Los **centros ocupacionales** son recursos para personas con discapacidad intelectual, entre 18 y 50 años, que no han podido incorporarse al trabajo ordinario o a un centro especial de empleo. Cuentan con programas para el mantenimiento y mejora de los repertorios de conducta de sus usuarios y su tipología varía en función de la intensidad de los apoyos utilizados.

El **servicio de atención residencial** puede proporcionarse en régimen de estancia permanente o temporal. En ambos casos ofrece un extenso catálogo de cuidados sanitarios, psicológicos, sociales y personales aplicando un enfoque de atención integral.

Será de carácter permanente cuando el centro residencial se convierta en el domicilio habitual de la persona usuaria y temporal en situaciones de convalecencia y enfermedad.

Las **viviendas con supervisión profesional** son centros de alojamiento y convivencia, situados en una zona residencial ordinaria, para un pequeño grupo de personas (habitualmente no superior a 10 o 15 plazas) con necesidades de apoyo adaptadas a los servicios ofrecidos y dificultades para permanecer en su propio domicilio.

Están dirigidas a personas mayores y con discapacidad física e intelectual ofreciendo diferentes niveles de apoyo (intermitente, limitado, extenso o generalizado).

2.3.6. Otros recursos para personas mayores y con discapacidad

Las **fundaciones tutelares** se ocupan de la ejecución de las funciones tutelares, por delegación de las entidades públicas responsables de las tutelas, en los casos de incapacitación judicial de personas mayores o con discapacidad intelectual o enfermedad mental. Los **programas de termalismo** tienen una finalidad terapéutica y consisten en estancias en balnearios destinadas a quienes presentan algún tipo de patología, física o psiconeurológica, que puede experimentar mejoras con este tipo de tratamientos.

Los **programas de vacaciones o turismo social**, con precios bonificados en régimen de pensión completa, favorecen los desplazamientos de grupos de personas mayores y con discapacidad en el territorio nacional y otros países europeos. Los **programas de fomento del envejecimiento activo** están dirigidos a personas con un grado de dependencia leve o moderado.

2.4. El sistema de la Seguridad Social

Este sistema proporciona prestaciones económicas por parte de la Administración.

2.5. El sistema sanitario

El Servicio Nacional de Salud (SNS), se organiza en dos niveles asistenciales de atención sanitaria: atención primaria y atención especializada. Los usuarios deben tener la **tarjeta sanitaria** para ser atendidos en los dos niveles.

2.5.1. La atención primaria

La atención primaria se realiza en los **consultorios** o centros distribuidos por todo el Estado español que atienden su **zona básica de salud**. Las citas médicas en atención primaria siguen unos criterios comunes a todas las comunidades autónomas, aunque se dan ciertas peculiaridades debido al traspaso de las competencias sanitarias.

2.5.2. La atención especializada

La **atención especializada** se ocupa de las situaciones que, por su mayor complejidad, superan las posibilidades del nivel primario. Es una atención más avanzada que se proporciona en los **centros de especialidades**, donde se atiende a los pacientes en **régimen ambulatorio**, y en los **hospitales**.

Los hospitales asisten a personas con enfermedades agudas, crónicas y psíquicas. Las enfermedades agudas son aquellas que se prevé resolver en menos de treinta días y las crónicas son las que requieren una estancia más larga.

2.5.3. La atención sociosanitaria

La **atención sociosanitaria** se dirige a las personas que, por sus características especiales, relacionadas habitualmente con enfermedades crónicas, necesitan la **actuación simultánea** y coordinada de los servicios sanitarios y sociales con el fin de aumentar su autonomía, atenuar sus limitaciones o sufrimientos y facilitar su reinserción social.

Se compone de los servicios de: cuidados sanitarios de **larga duración**; atención sanitaria en la **convalecencia**; **rehabilitación** de personas con deficiencias funcionales recuperables.

2.5.4. La atención de urgencia

La **atención de urgencia** está destinada a los casos que exigen una respuesta sanitaria inmediata. Se lleva a cabo tanto en centros sanitarios como fuera de ellos, incluyendo la intervención domiciliaria, durante las 24 horas del día.

Glosario

Tarjeta sanitaria
Documento que recoge los datos personales del usuario, del médico de referencia y del centro de salud correspondiente.

Zona básica de salud
Área determinada para cada centro de atención primaria que comprende entre 500 y 2.500 habitantes.

Régimen ambulatorio
Sistema de atención sanitaria en el que los pacientes no son ingresados en un hospital.

3 Los recursos para personas mayores

Las personas mayores tienen a su disposición diferentes recursos para cubrir sus necesidades según su situación.

3.1. Los centros residenciales para mayores

Los centros residenciales atienden a las personas mayores que no pueden permanecer en sus domicilios.

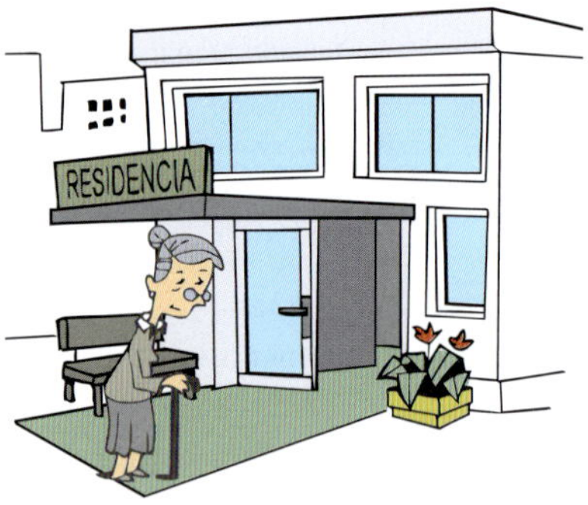

Los centros residenciales ofrecen:

- Cuidados personales.
- Prevención del empeoramiento de la situación.
- Rehabilitación de capacidades y funciones.

Los usuarios son **mayores de 65 años**. El ingreso de usuarios menores de 60 años está permitido por algunas normativas autonómicas.

Las residencias pueden ser:

- **Válidas**. Mayor autonomía personal.
- **Asistidas**. Mayor asistencia y menor autonomía personal.
- **Mixtas**. Ambos tipos de situaciones.

Las residencias pueden tener carácter público, privado o concertado.

Lola podría ingresar en un centro residencial porque su edad es superior a 65 años y necesita ayuda para realizar sus tareas diarias.

3.2. Los centros de día para personas mayores

Las personas mayores que viven solas o con sus familias y tienen una autonomía reducida o algún grado de deterioro físico o psíquico pueden acudir a los centros de día.

Los centros de día son centros especializados no residenciales con un **objetivo sociorrehabilitador**:

- Evitan las pérdidas funcionales.
- Favorecen el mantenimiento del usuario en su medio habitual.
- Apoyan a las familias.

Los servicios que presta el centro de día son: la atención **geriátrica** y rehabilitadora, los cuidados personales, la asistencia médica de carácter preventivo, la terapia ocupacional, la atención psicosocial y las actividades físicas y de tiempo libre.

Glosario

Geriátrica
Adjetivo aplicado a la vejez y a la terapia de sus enfermedades.

3.3. Los pisos de acogida, pisos tutelados y centros de mayores

Los pisos de acogida y los pisos tutelados para personas mayores son recursos que no suelen emplear las personas en situación de dependencia grave.

Las personas que utilizan estos servicios tienen que disponer de un **determinado grado de autonomía** que les permita vivir sin necesidad de contar con una persona que sirva de apoyo constante.

3.4. Los centros de mayores y centros cívicos

Los centros de mayores son otra alternativa para este colectivo. Estos centros organizan las actividades de ocio y tiempo libre y fomentan una mayor integración social y un contacto entre iguales.

Las características de los pisos de acogida, los pisos tutelados y los centros de mayores

	Pisos de acogida	Pisos tutelados	Centros de mayores
Definición	Los pisos de acogida permiten que una persona mayor se integre en una familia cuando no puede continuar residiendo en su vivienda habitual.	Los pisos tutelados están dirigidos a personas mayores no dependientes que: • No tienen vivienda. • Tienen vivienda pero no reúne las condiciones de habitabilidad adecuadas.	Los centros de mayores son centros de carácter no residencial que facilitan la integración social del mayor en su entorno habitual.
Características	• Proporcionan un entorno más normalizado que otros recursos asistenciales y residenciales. • Favorecen la autonomía e integración sociofamiliar. • Mejoran la calidad de vida.	Los usuarios deben ser: • Mayores de 65 años con un alto grado de autonomía. • Propietarios o usuarios de un régimen de alquiler. • Gestores del piso y encargados de su mantenimiento.	• Organizan actividades para la ocupación del tiempo libre. • Fomentan el ocio y la cultura. • Facilitan información sobre el acceso a servicios sociales.
Servicios	• Teleasistencia. • Supervisión. • Apoyo personal y social.		

4 Las vías de acceso a los recursos de los sistemas sociosanitarios

La utilización de los recursos de estos sistemas públicos precisa el cumplimiento de una serie de **requisitos** relacionados con las características de los servicios ofrecidos (finalidad y tipología), si presenta la situación o problemas atendidos por cada recurso específico; y el perfil de las personas a quienes se dirigen:

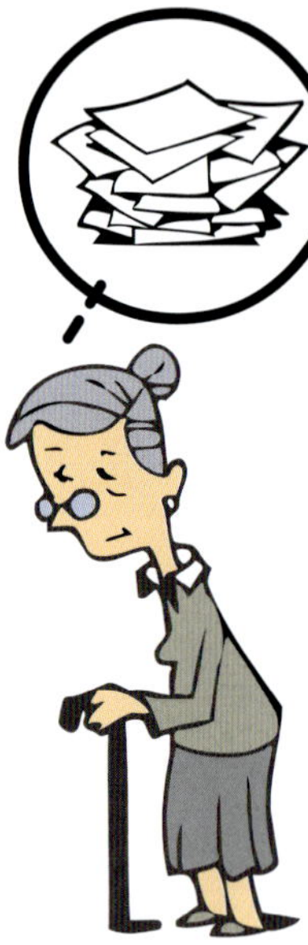

- La **edad**.
- La **nacionalidad** o régimen de residencia.
- El certificado de **empadronamiento**.
- Los **medios económicos**, acreditados mediante:
  - Copia de la declaración del Impuesto sobre el Rendimiento de las Personas Físicas (IRPF) o certificación negativa cuando no haya obligación de presentarla.
  - Certificaciones de las entidades financieras.

El acceso a los **centros de día o de noche o de fines de semana** y a los **centros residenciales**, requiere la acreditación de:

- No padecer una enfermedad infectocontagiosa, ni trastornos de conducta que puedan perturbar gravemente la convivencia en el centro.
- No tener antecedentes de expulsión definitiva de un centro similar.

En lo que se refiere a los **centros residenciales**, suele permitirse el ingreso sin cumplir todos los requisitos señalados, en los casos en que existan:

- Vínculos conyugales o relaciones de convivencia equiparables.
- Razones de índole social especialmente importantes.

Los recursos dirigidos a la atención de personas con discapacidad y sus familias requieren disponer de la **certificación del grado de minusvalía** con el reconocimiento de un determinado porcentaje, en función del tipo de servicios o ayudas económicas solicitadas.

4.1. El procedimiento de información a los recursos

Los **servicios de atención primaria** de los sistemas de servicios sociales y sanitarios proporcionan directamente la **información y orientación** necesaria sobre los recursos más apropiados para cada situación o problema concreto.

Este cometido incluye la entrega de los impresos o formularios oficiales utilizados para solicitar cada prestación de ingreso en centros, solicitud de ayudas económicas u otras, así como indicaciones precisas sobre su normativa reguladora.

También puede recurrirse a las **oficinas de información general** habilitadas en cada Administración Pública que, además, suelen contar con un número de teléfono a través del que pueden obtenerse los medios para entrar en contacto directo con los servicios encargados de la gestión del asunto consultado.

Las **páginas institucionales** existentes en internet son otra herramienta especialmente valiosa dado que no sólo facilitan el acceso a la información deseada sino que, al mismo tiempo, ofrecen la posibilidad de conseguirla mediante el correo electrónico (e-mail).

4.2. El proceso de valoración e incorporación al recurso

Una vez completada la documentación requerida, preparada de acuerdo a las instrucciones que figuran en las normas reguladoras y, habitualmente, en los propios impresos de solicitud; debe **enviarse al** departamento encargado de su tramitación a través del correo postal o presentarse, directamente, en las oficinas de registro de la Administración Pública a la que pertenezca (general del Estado, autonómica o local).

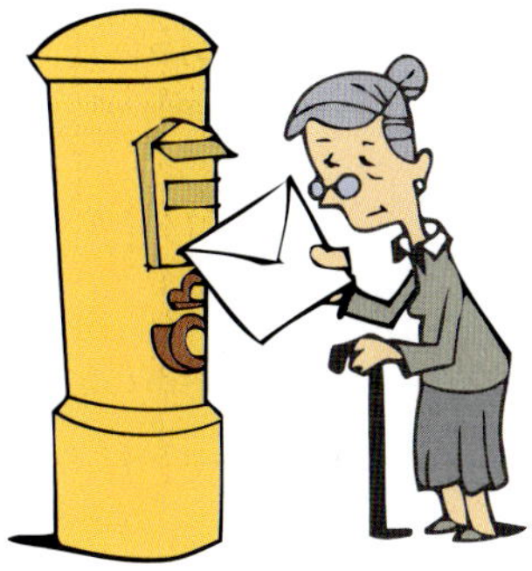

La **solicitud será valorada** aplicando las reglas técnicas y administrativas correspondientes a ese recurso que, cuando se trata de la incorporación a cualquier tipo de centros asistenciales, vienen acompañadas de la utilización de un baremo cuya puntuación final establecerá el orden de entrada a las plazas disponibles.

En los demás supuestos, el orden de preferencia suele estar determinado por:

- El **grado de cumplimiento** de los requisitos señalados.
- La **existencia de condiciones**, reflejadas en la normativa reguladora, que den prioridad a unos casos sobre otros.
- La **fecha de registro** de la solicitud.

En los procesos de ingreso en centros debe superarse favorablemente un periodo de adaptación cuya duración está recogida en su reglamento de funcionamiento.

El acceso a los recursos también puede producirse mediante los mecanismos de derivación que puede llevarse a cabo, de acuerdo con lo estipulado en el plan individualizado de atención, cuando se están recibiendo otros servicios o tratamientos asistenciales.

La derivación puede efectuarse, recíprocamente, entre los servicios de atención primaria y especializada del mismo o diferentes sistemas públicos (servicios sociales, sanitario, de igualdad, educativo, etc.).

Actividades

3. Escribe qué se necesita acreditar para acceder a los centros de día o de noche, de fines de semana y a los centros residenciales.

5 Las prestaciones económicas

> **Glosario**
>
> **Prestación**
> Renta o servicio que otorga la seguridad social u otras entidades, en dinero o en especie, para atender situaciones de necesidad.

Las personas en situación de dependencia tienen derecho a percibir prestaciones económicas por parte de las administraciones públicas.

Los **servicios sociales** y la **Seguridad Social** disponen de:

- **Pensiones** contributivas y no contributivas.
- **Prestaciones** para personas con discapacidad menores de 65 años gravemente afectadas.
- **Subvenciones** a ONG y entidades.

La gestión y reconocimiento del derecho a percibir una pensión no contributiva lo realizan las comunidades autónomas.

5.1. Las prestaciones de los sistemas de servicios sociales y seguridad social

Las ayudas que prestan los sistemas de servicios sociales y seguridad social son los que se enuncian a continuación:

5.1.1. La Pensión No Contributiva de invalidez (PNC de invalidez)

La pueden solicitar las personas en situación de invalidez que necesitan: prestaciones económicas, asistencia medicofarmacéutica gratuita y servicios sociales.

El Estado, a través de la Seguridad Social, garantiza la PNC de invalidez aunque el usuario no haya tenido **cotizaciones** en su vida laboral.

Las características de la PNC de invalidez

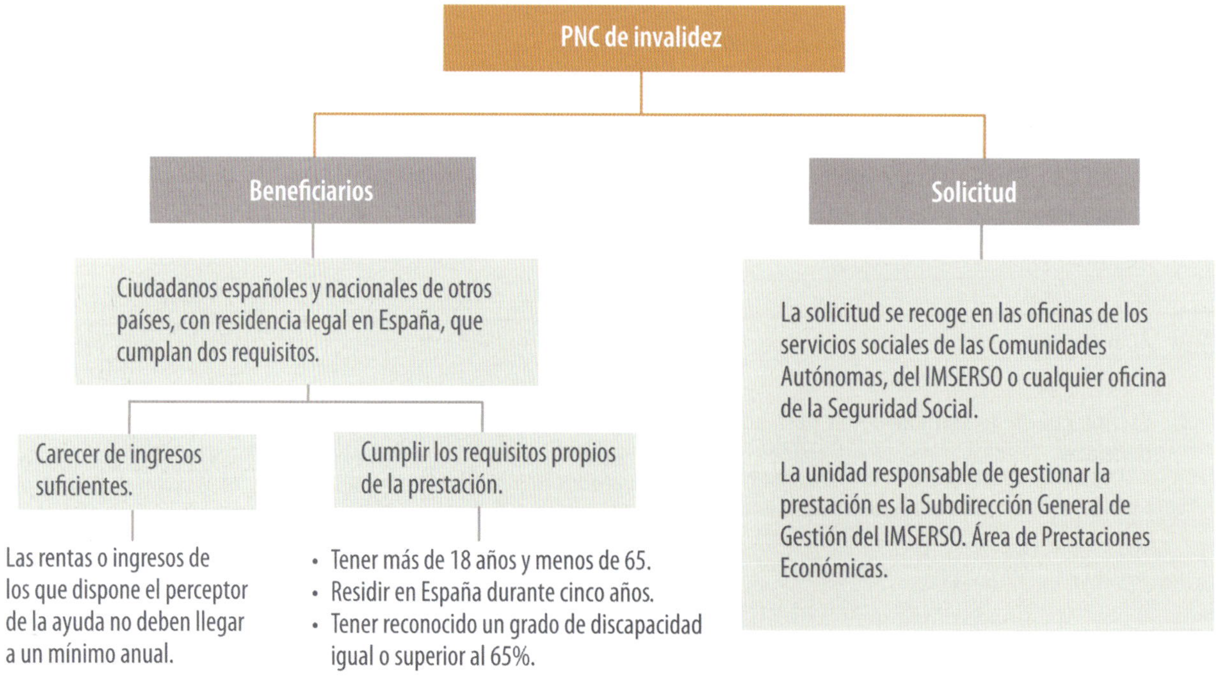

5.1.2. La Pensión No Contributiva de jubilación (PNC de jubilación)

Esta pensión asegura a todos los ciudadanos en situación de jubilación: prestaciones económicas, asistencia medicofarmacéutica gratuita y servicios sociales.

La PNC de jubilación **está garantizada** aunque el perceptor no haya tenido cotizaciones.

Los beneficiarios de la PNC de jubilación deben cumplir los mismos requisitos que los perceptores de la PNC de invalidez.

Las características de la PNC de jubilación

Beneficiarios de la PNC de jubilación

Ciudadanos españoles y nacionales de otros países, con residencia legal en España, que cumplan dos requisitos

- Carecer de ingresos suficientes.
  - Las rentas o ingresos de los que dispone el perceptor de la ayuda no deben llegar a un mínimo anual.
- Cumplir los requisitos propios de la prestación.
  - Haber cumplido los 65 años.
  - Residir en España durante 10 años.

El profesional de atención directa puede informar a la persona de las condiciones para optar a una PNC de invalidez o una PNC de jubilación, ya que son excluyentes.

5.1.3. Las prestaciones sociales y económicas de la Ley de Integración Social de Minusválidos (LISMI)

La LISMI establece un sistema de prestaciones **económicas** y **técnicas** que protege a las personas discapacitadas que no están incluidas en la Seguridad Social al no haber tenido actividades laborales.

Las prestaciones económicas y técnicas de la LISMI

Prestaciones económicas	Subsidio de garantía de ingresos mínimos (SGIM). Subsidio por ayuda de tercera persona (SATP). Subsidio de movilidad y compensación por gastos de transporte (SMGT).
Prestaciones técnicas	Asistencia Sanitaria y Prestación Farmacéutica (ASPF).

Los beneficiarios del SMGT tienen que cumplir una serie de **requisitos**.

- Tener tres años de edad o más.
- Tener reconocido un grado de minusvalía o discapacidad igual o superior al 33%.
- Poseer una grave dificultad para utilizar transportes colectivos.
- No encontrarse imposibilitado para desplazarse fuera de casa; si está interno en un centro, salir al menos diez fines de semana al año.
- No ser beneficiario o no tener derecho a prestación o ayuda similar, de igual o superior cuantía, otorgada por otro organismo público.
- No superar el 70% en cómputo anual del Indicador Público de Renta de Efectos Múltiples (IPREM) vigente en cada momento.

Las prestaciones de la LISMI son prestaciones de derecho **compatibles** con otros tipos de prestación. Los beneficiarios deben ser ciudadanos españoles o nacionales de otro país con residencia legal en España que cumplan los requisitos establecidos para cada prestación. El grado de discapacidad reconocido tiene que ser igual o superior al 33%.

> **Idea clave**
>
> Los subsidios de garantía de ingresos mínimos y la ayuda de tercera persona quedaron suprimidos por la Disposición Transitoria Undécima del Real Decreto Legislativo 1/1994. Los usuarios que tenían el derecho reconocido hasta esa fecha continúan manteniéndolo.

5.2. Las prestaciones del sistema de salud

La **prestación farmacéutica** comprende los medicamentos y productos sanitarios adecuados a las necesidades clínicas, dispensados en las dosis precisas con el menor coste posible para las personas usuarias y el sistema sanitario.

La **prestación ortoprotésica** está dirigida a favorecer la calidad de vida y autonomía personal facilitando la adquisición de productos sanitarios, implantables o no, preparados para sustituir, total o parcialmente una estructura corporal, o mejorar su funcionalidad.

La **prestación de productos dietéticos** se centra en los tratamientos requeridos por las personas afectadas por trastornos metabólicos congénitos y por quienes no pueden cubrir sus necesidades nutricionales con alimentos de uso ordinario y necesitan nutrición enteral domiciliaria.

La **prestación de transporte sanitario** consiste en asegurar los desplazamientos de las personas que no pueden utilizar los medios de transporte convencionales. Deberá ser accesible para las personas con discapacidad.

Actividades

4. Selecciona la casilla de verdadero o falso según corresponda.

V F

☐ ☐ 1. Las personas en situación de dependencia no tienen ningún derecho a percibir prestaciones económicas por parte de las administraciones públicas.

☐ ☐ 2. Las prestaciones de la LISMI son prestaciones de derecho y pueden ser compatibles con otras.

☐ ☐ 3. Las personas en situación de invalidez o jubilación necesitan prestaciones económicas, asistencia medicofarmacéutica gratuita y servicios.

☐ ☐ 4. El Estado, a través de la Seguridad Social, garantiza la PNC de invalidez y la PNC de jubilación, siempre que el usuario haya tenido cotizaciones en su vida laboral.

☐ ☐ 5. El grado de discapacidad reconocido para optar a una prestación de la LISMI tiene que ser inferior al 33%.

☐ ☐ 6. La LISMI establece un sistema de prestaciones económicas y técnicas que protege a las personas discapacitadas que no están incluidas en la Seguridad Social al no haber tenido actividades laborales.

5.3. Las prestaciones del sistema de promoción de la autonomía personal y atención a la dependencia

El sistema nacional para la autonomía personal y atención a la dependencia contempla las siguientes **prestaciones**:

Prestación vinculada al servicio	Sólo se concederá en los casos en los que no sea posible acceder al servicio de cuidado que haya sido establecido en el plan individualizado de atención, resultante de la valoración realizada sobre el nivel de dependencia.
Prestación para cuidados en el medio familiar y apoyo a cuidadores no profesionales	Se otorgará cuando la persona bene ciaria esté siendo atendida por su entorno familiar en condiciones adecuadas de convivencia y habitabilidad.
Prestación de asistencia personal	Está destinada a quienes se encuentren en un estado de gran dependencia, con el n de facilitar su acceso a la educación y al trabajo y la realización de las actividades básicas de la vida diaria con mayor autonomía.

5.4. La solicitud de ayudas, prestaciones y servicios

Todas las actuaciones de cualquiera de las administraciones públicas se rigen por un conjunto de **reglas, procedimientos y garantías** destinadas a asegurar el funcionamiento adecuado de sus servicios, procurando alcanzar los máximos niveles de eficacia, eficiencia, equidad e igualdad.

En sus relaciones con las administraciones públicas, las **personas** que demandan o utilizan sus servicios y prestaciones **tienen derecho** a:

- Recibir un **tratamiento** personal digno y **respetuoso**.
- Obtener **información y orientación** sobre los requisitos jurídicos o técnicos de sus solicitudes.
- El **acceso a los registros** y archivos de la Administración.
- Utilizar las **lenguas oficiales** de su comunidad autónoma.
- No tener que presentar documentos que ya se encuentren en poder de la Administración.
- Conocer el **estado de la tramitación** de los procedimientos y conseguir copias de los documentos contenidos en ellos.
- Disponer de una **copia sellada** de los documentos presentados junto a los originales, así como a la devolución de éstos.
- Identificar a las autoridades y al personal a cargo de la tramitación de los procedimientos y exigir las responsabilidades previstas legalmente.

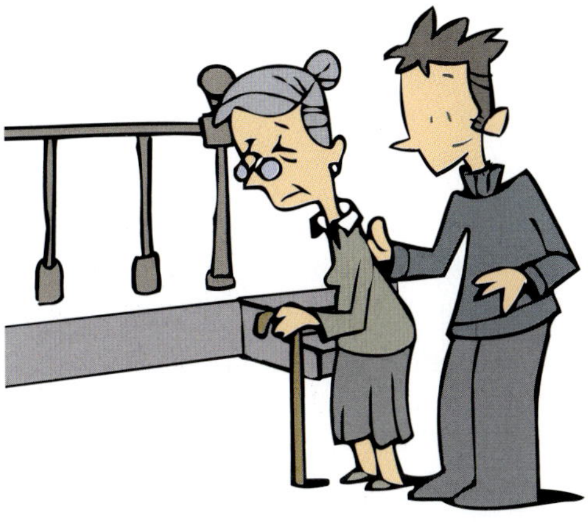

5.4.1. La presentación y tramitación de solicitudes

La utilización de los servicios y programas dependientes de los recursos sociosanitarios requiere desarrollar un proceso que se inicia con la presentación de una solicitud. Cada tipo de ayudas, prestaciones o servicios cuenta con un **modelo de solicitud específico** (oficial o normalizado), aunque no se dispone de un formato único para todos los procesos administrativos, sino que su diseño varía.

Las normas del procedimiento administrativo común establecen que las solicitudes, deben recoger, al menos, los siguientes **datos**:

- Nombre y apellidos de la persona interesada.
- Dirección donde recibir las comunicaciones (notificaciones).
- Descripción del objeto de la petición.
- Lugar, fecha y firma de quien realiza la solicitud.
- El departamento administrativo al que se dirige.

Las solicitudes podrán presentarse directamente en el registro del organismo responsable de los recursos solicitados o remitirlas a través de las oficinas de Correos o de los registros pertenecientes a la Administración.

5.4.2. La finalización del proceso de tramitación

El procedimiento administrativo termina mediante la **resolución**, el **desistimiento**, la **caducidad** y la **renuncia** al derecho en que esté basada la solicitud, siempre que no lo prohíba el ordenamiento jurídico.

El desistimiento y la renuncia se efectuarán mediante cualquier medio que deje constancia de la voluntad de las personas interesadas.

Glosario

Desistimiento
Abandono de una acción procesal.

Renuncia
Dejación voluntaria de algo que en posesión o a lo que se tiene derecho.

5.4.3. Las resoluciones

Las resoluciones de **concesión o denegación** de las demandas de las personas interesadas pondrán fin al desarrollo del proceso iniciado con la presentación de la solicitud.

Estas resoluciones, que serán comunicadas por escrito (notificadas) en un plazo máximo de 10 días desde su emisión, deberán:

- Estar motivadas.
- Ser congruentes con las peticiones de las personas interesadas.
- Informar de los recursos administrativos o judiciales y del plazo para presentarlos.

Actividades

5. Enumera los datos mínimos que deben contener las solicitudes.

5.4.4. Los recursos administrativos

En el contenido de los **recursos administrativos** deberá señalarse:

- Los datos de identificación de la persona recurrente.
- El acto al que se refiere y los motivos del recurso.
- El organismo administrativo al que se dirige.
- El lugar, fecha y firma del recurrente y el medio para efectuar las notificaciones administrativas pertinentes.

La interposición de cualquier recurso no suspenderá la ejecución del acto impugnado, salvo que, legalmente, se disponga lo contrario, o concurran alguna de las siguientes circunstancias:

- Que la ejecución pueda causar daños de imposible o difícil reparación.
- Que la impugnación se fundamente en alguna de las causas de nulidad de pleno derecho recogidas en la regulación del procedimiento administrativo común, como la lesión de los derechos y libertades previstas en la Constitución Española.
- Podrán ser presentados por las personas interesadas contra las resoluciones dictadas por la Administración.

Los recursos pueden ser:

- **De alzada**. Puede presentarse contra las resoluciones y actos que no pongan fin a la vía administrativa, ante el órgano superior jerárquico del que los dictó. Deberá interponerse en el plazo de 1 mes si se trata de actos expresos o de 3 meses en los casos de silencio administrativo.
- **Potestativo de reposición**. Se dirigirá, en el plazo de 1 mes si se trata de actos expresos o de 3 meses en los casos de silencio administrativo, al mismo órgano administrativo que los haya dictado poniendo fin a la vía administrativa.
- **Extraordinario de revisión**. Podrá presentarse contra los actos firmes en vía administrativa, ante el organismo que los realizó cuando se dé alguna de las siguientes circunstancias:
    - Haber cometido un error de hecho con respecto a los propios documentos incorporados al expediente.
    - La aparición de documentos de valor esencial que, aunque sean posteriores, evidencien el error de la resolución recurrida.
    - La influencia decisiva de documentos o testimonios declarados falsos por sentencia judicial firme.
    - Existencia de una sentencia judicial firme que determine que la resolución fue dictada mediante prevaricación, cohecho, violencia u otra conducta punible.

Si se trata de un **error de hecho**, el recurso podrá presentarse durante los 4 años siguientes a la resolución impugnada. En los demás casos el plazo será de 3 meses desde la aparición de los documentos o la realización de la sentencia.

5.4.5. Las reclamaciones, quejas y sugerencias

Pueden presentarse para manifestar la **insatisfacción** con el funcionamiento de los servicios de las administraciones públicas y contribuir a mejorar su calidad.

Existen **modelos oficiales o normalizados** dispuestos para este fin en todas las oficinas y centros de atención abiertos al público, así como en los registros de recepción o salida de documentos de los servicios centrales y periféricos.

Las reclamaciones y sugerencias, haciendo constar la **firma** y datos de **identificación** y **contacto**, pueden remitirse de forma presencial o a través del correo postal o procedimientos telemáticos. Una vez recibidas, la Administración deberá responder en el plazo de 20 días hábiles.

5.4.6. Los requisitos en las solicitudes del sistema sociosanitario

Los **informes sobre las condiciones de vida y situación social** son elaborados por los servicios sociales básicos o especializados, ubicados en el entorno de residencia de la persona solicitante o que, independientemente de su emplazamiento, hayan intervenido o estén actuando para atender sus necesidades específicas.

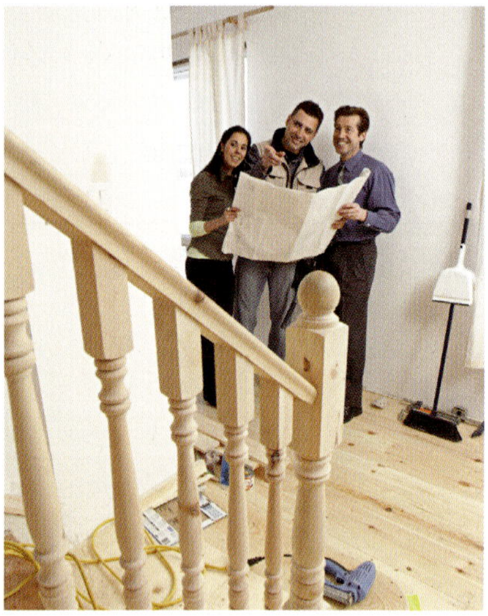

La accesibilidad de la vivienda es condicionante

La valoración del estado de salud, incluyendo el pronóstico de las patologías existentes, corre a cargo de los servicios sanitarios de atención primaria, pudiendo aportarse los informes emitidos por los servicios especializados (endocrinología, traumatología, salud mental, drogodependencia, etc.)

Los **baremos** empleados para examinar las circunstancias relacionadas con la finalidad de la solicitud, a partir de los informes y documentos aportados, **suelen analizar**, dependiendo del tipo de servicio demandado:

- La situación sociofamiliar.
- El grado de autonomía personal (situación de incapacidad física y psicológica).
- La vivienda (condiciones de adecuación y accesibilidad).
- La situación económica.
- El objetivo de reagrupamiento familiar e integración en la comunidad.

Actividades

6. Indica si las siguientes afirmaciones son falsas o verdaderas.

V F

- ☐ ☐ 1. Las personas pueden presentar recursos administrativos contra las resoluciones dictadas por la Administración.
- ☐ ☐ 2. Los informes sobre las condiciones de vida y situación social son elaborados por los servicios sociales.
- ☐ ☐ 3. Las solicitudes solo pueden remitirse a través de las oficinas de Correos.
- ☐ ☐ 4. Las reclamaciones o sugerencias deben remitirse siempre de forma presencial.
- ☐ ☐ 5. El proceso de tramitación de una solicitud finaliza mediante la resolución o la caducidad.

Resumen

Las **personas mayores** disponen de diferentes servicios para responder a sus necesidades:

- Centros residenciales.
- Centros de día.
- Pisos de acogida, tutelados y centros de mayores.

El sistema nacional de salud presta una atención **primaria** y una atención **especializada** para todas las personas mayores dependientes. Las prestaciones varían según la dependencia de la persona.

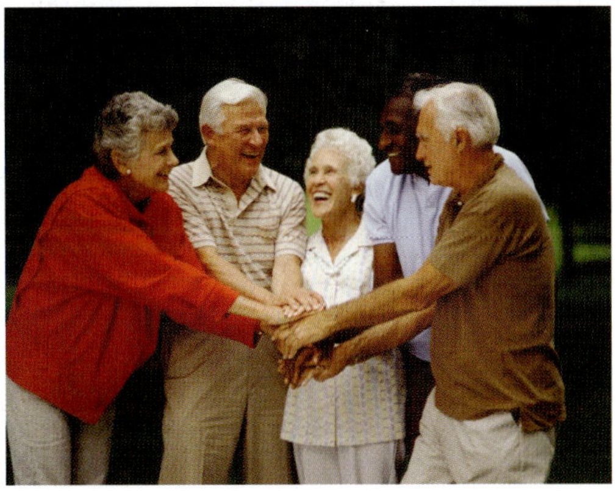

Las personas mayores disponen de recursos de ayuda

Los centros de referencia estatales son dos:

- Centro Estatal de Autonomía Personal y Ayudas Técnicas (CEAPAT).
- Centro Estatal de Atención al Daño Cerebral (CEDAC).

Los servicios domiciliarios favorecen la autonomía de la persona en su entorno. Los tipos de **servicios domiciliarios** son:

- Servicio de ayuda a domicilio.
- Teleasistencia.

Las personas mayores dependientes pueden recibir **prestaciones económicas**:

- PNC de invalidez.
- PNC de jubilación.
- Prestaciones técnicas y económicas de la LISMI.

Los **recursos del entorno** engloban a las organizaciones y medios, humanos y materiales, dirigidos a dar respuesta a las necesidades de las personas y familias afectadas por cualquier clase de circunstancias que produzcan importantes limitaciones en su autonomía personal y social.

Hace referencia al conjunto de sistemas (sanidad, servicios sociales, educación, seguridad social, etc.) y de soporte familiar y personal (relaciones de vecindad y amistad) que constituyen, respectivamente, las redes formales e informales de atención.

Evaluación

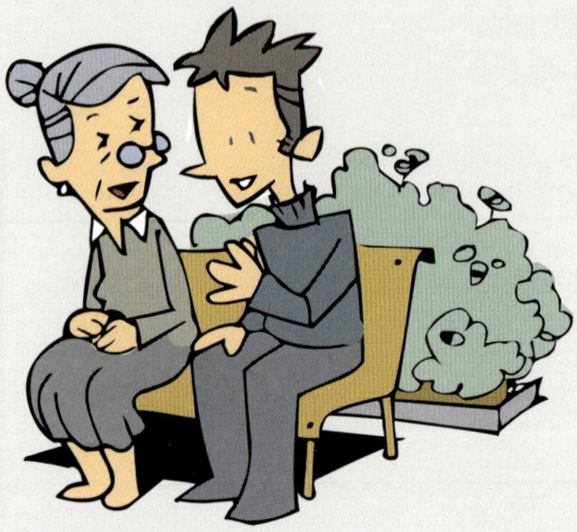

José ha ayudado a Lola a resolver las dudas que ésta se planteaba sobre los recursos y servicios a los que puede optar dadas sus circunstancias.

Elabora una redacción en la que des respuesta a todas las preguntas que se ha planteado Lola para mejorar su situación.

En la redacción debes responder:

- ¿Quién realiza la valoración de una discapacidad y para qué sirve?
- ¿A qué recursos y servicios podría optar Lola?
- ¿Qué alternativas tiene Lola si decide no ingresar en una residencia?
- ¿Qué tipo de prestaciones económicas puede solicitar Lola?

Test de evaluación

1 Los centros residenciales para personas válidas son aquellos que atienden a personas mayores que:

a. Tienen una mayor autonomía personal.
b. Tienen una escasa autonomía personal.
c. No se valen por sí mismas.
d. Todas las respuestas son correctas.

2 Los centros que tienen como objetivo favorecer el mantenimiento de los usuarios en el medio habitual de convivencia y apoyar a las familias se llaman:

a. Centros de día para personas mayores.
b. Pisos de acogida.
c. Pisos tutelados para personas mayores.
d. Centros de la mujer.

3 Las viviendas dirigidas a personas mayores no dependientes que no disponen de lugar de residencia o que el que tienen no reúne las condiciones adecuadas para ellos son:

a. Pisos de acogida.
b. Pisos tutelados para personas mayores.
c. Centros de mayores.
d. Centros de día.

4 Los centros de atención sanitaria distribuidos por todo el Estado español que ofrecen una atención primaria se denominan:

a. Centros de especialidades.
b. Hospitales.
c. Centros de salud.
d. Centros de atención primaria.

5 La atención especializada se presta en:

a. Centros de especialidades.
b. Hospitales.
c. Centros de salud.
d. Las respuestas a y b son correctas.

6 El Centro Estatal de Autonomía Personal y Ayudas Técnicas (CEAPAT) depende del:

a. IMSERSO.
b. Ministerio de Sanidad y Consumo.
c. Ministerio de Economía.
d. Las respuestas a y b son correctas.

7 El centro monográfico de rehabilitación integral especializado en la atención directa a personas con daño cerebral se llama:

a. Centro Estatal de Autonomía Personal y Ayudas Técnicas (CEAPAT).
b. Centro Estatal de Atención al Daño Cerebral (CEADAC).
c. IMSERSO.
d. Centro Estatal de Atención Sociosanitaria (CEAS).

8 Los servicios que ofrece la ayuda a domicilio son:

a. Servicios relacionados con la atención de las necesidades domésticas.
b. Servicios relacionados con el cuidado personal y la realización de actividades de la vida diaria.
c. Servicios de teleasistencia.
d. Todas las opciones son correctas.

9 El servicio de atención domiciliaria que facilita la conexión telefónica del usuario a través de un dispositivo recibe el nombre de:

a. Teleasistencia.
b. Ayuda a domicilio.
c. Servicios sociales.
d. Atención sociosanitaria.

10 La PNC de invalidez asegura a todos los ciudadanos en situación de invalidez:

a. Prestación económica, asistencia medicofarmacéutica gratuita y servicios sociales complementarios.
b. Prestación económica.
c. Un sueldo mensual.
d. Ninguna de las opciones es correcta.

Documentación

Cómo acceder a un apartamento tutelado

Como complejos residenciales o edificios de viviendas, están pensados para personas autónomas a las que se ofrece servicios de atención médica y seguridad

La oferta de apartamentos tutelados constituye todavía un mercado incipiente en España. Su desarrollo no está recogido en una normativa nacional, sino que está en manos de cada comunidad autónoma. En este sentido, son pocas las provincias que cuentan con unos criterios unificados. Madrid y País Vasco son dos de las zonas en las que existe un decreto específico para la regulación de los apartamentos tutelados. En concreto, la normativa vasca sobre Servicios Residenciales para la Tercera Edad está centrada fundamentalmente en la regulación de estos pisos para personas mayores de 60 años (la mayoría de comunidades autónomas fijan la edad mínima en 65 años) e impide que la compra y venta de estos pisos, para garantizar que "durante toda su vida útil cumplan el servicio para el que fueron diseñados y construidos". Esta normativa establece como requisitos para acceder a un apartamento tutelado que las personas usuarias no precisen recursos de alta intensidad y que sean capaces, por si mismas, de realizar las actividades cotidianas del día a día. Asimismo, en general, se estima necesario que las personas interesadas en residir en uno de estos apartamentos:

- No padezcan enfermedades infecto-contagiosas ni cualquier otra que requiera atención permanente y continuada en centro hospitalario.
- Sean autónomas en las actividades básicas e instrumentales de la vida diaria.
- Carezcan de alojamiento estable o éste sea inadecuado y no susceptible de reforma.
- Se encuentren en situación de riesgo por vivir solas.

Si se cumplen estos requisitos, el siguiente paso es presentar una solicitud en los centros de servicios sociales municipales o en el Registro de la Consejería de Servicios Sociales, según lo establecido por cada comunidad autónoma. Las solicitudes pueden presentarse de forma individual o por dos personas, si se tiene pareja, y deben ir acompañadas de la documentación requerida por cada organismo, que suele incluir un certificado de empadronamiento, una declaración de ingresos y bienes, una declaración del Impuesto sobre la Renta de las Personas Físicas (IRPF), un certificado de las pensiones percibidas y un informe médico. Posteriormente, las solicitudes son examinadas por los servicios sociales, que emiten un dictamen sobre la idoneidad del candidato o candidata, de acuerdo a su autonomía personal y capacidad de convivencia, situación familiar, económica y de vivienda, edad y otras circunstancias que se consideren importantes para tomar una decisión y emitir la resolución. Son causas de desestimación de las solicitudes el hecho de no reunir los requisitos establecidos, no ser los pisos tutelados el recurso idóneo para las necesidades de quien presenta la solicitud y la ocultación o falsedad en los documentos o declaraciones aportados.

Una vez que se ha adjudicado la plaza en un apartamento tutelado (no el apartamento en sí), el beneficiario o beneficiaria tiene derecho a recibir determinados servicios y cuenta con un período de adaptación, generalmente, de un mes. Transcurrido este tiempo, la persona interesada puede renunciar a la plaza si lo considera oportuno o, en el caso de que esta renuncia no se produzca, consolida su derecho a la plaza adjudicada. En este sentido, hay que tener en cuenta que esta plaza también puede perderse si se produce una ausencia injustificada del centro por un tiempo prolongado, si se descubre la ocultación o falsedad en los documentos o datos aportados, o si se dejan de reunir los requisitos que permitieron acceder a esa plaza.

Autora: **Azucena García**

Fuente: **consumer.es**

La normativa para personas mayores

- Convenio colectivo laboral de residencias privadas de personas mayores y servicio de ayuda a domicilio 2003-2005.
- Real Decreto 496/2003 que establece el Título de Técnico en Atención Sociosanitaria.
- Normativa básica de prevención de incendios NBECPI 96.
- Normativa estatal sobre cocinas y preparación de alimentos R.D. 3484/2000.
- Ley 41/2002, de 14 de noviembre, reguladora de la autonomía del paciente y de derechos y obligaciones en materia de información y documentación clínica.
- Normas UNE sobre gestión de servicios en las residencias de mayores.
- Cuadros comparativos entre normas autonómicas.
- Decreto 72/2001, de 31 de mayo, del Consejo de Gobierno por el que se regula el régimen jurídico básico del servicio público de atención a mayores en residencias, centros de día y pisos tutelados.

La normativa de las prestaciones de la LISMI

- Real Decreto 383/1984, de 1 de febrero (BOE del 27 de febrero), por el que se establece y regula el sistema especial de prestaciones sociales y económicas previsto en la Ley 13/1982.
- Ley 13/1982, de 7 de abril (BOE del 30 de abril), de integración social de los minusválidos (LISMI).

La normativa de la PNC de invalidez y de la PNC de jubilación

- Real Decreto Legislativo 1/1994, de 20 de junio, por el que se aprueba el texto Refundido de la Ley General de la Seguridad Social (BOE del 29 de junio).
- Real Decreto 357/1991, de 15 de marzo, por el que se desarrolla en materia de PNC la Ley 26/1990, de 20 de diciembre, por la que se establecen las PNC en la Seguridad Social (integrada en el Real Decreto Legislativo anterior, BOE del 21 de marzo).
- Real Decreto 118/1998, de 30 de enero, por el que se modifica el R. D. 357/1991, de 15 de marzo, en cuanto a comprobación de requisitos para el derecho a PNC del Sistema de la Seguridad Social (BOE del 18 de febrero).
- Orden de 8 de marzo de 1984 (BOE del 16 de marzo), sobre baremo para determinar el grado de minusvalía y valorar situaciones exigidas para tener derecho a prestaciones y subsidios previstos en el R. D. 383/1984, de 1 de febrero.
- Ley 3/1997, de 24 de marzo (BOE del 25 de marzo), sobre recuperación del SGIM.
- Real Decreto 1971/1999, de 23 de diciembre, de procedimiento para el reconocimiento, declaración y calificación del grado de minusvalía (BOE del 26 de enero de 2000).

Fuente: **Santillana**

Bibliografía

1. Ley 39/2006 de Promoción de la Autonomía Personal y Atención a las personas en situación de dependencia.

2. Libro blanco de la dependencia. Ministerio de Trabajo y Asuntos Sociales. IMSERSO, 2004.

3. Recomendación aprobada en septiembre de 1998, por el Comité de Ministros del Consejo de Europa, relativa a la dependencia (Consejo de Europa, 1998).

4. Real Decreto 331/1997, de 7 de marzo, por el que se establece el Certificado de Profesionalidad de la Ocupación de Auxiliar de Ayuda a Domicilio.

5. Real Decreto 496/2003, de 2 de mayo, por el que se establece el Título de Técnico en Atención Sociosanitaria y las correspondientes enseñanzas comunes.

6. Real Decreto 2061/1995, de 22 de diciembre, por el que se establece el Título de Técnico Superior en Integración Social y las correspondientes enseñanzas mínimas.

Enlaces de interés

- Ministerio de Trabajo y Asuntos Sociales:

  http://www.mtas.es/

- IMSERSO:

  http://www.seg-social.es/imserso/

- Centro Estatal de Autonomía Personal y Ayudas Técnicas:

  http://www.ceapat.org/quienes.do

- Centro Estatal de Atención al Daño Cerebral:

  http://www.seg-social.es/imserso/centros/dis_ceadac.html

- Proyecto de Ley de Promoción de la Autonomía Personal y Atención a las Personas en Situación de Dependencia de abril de 2006:

  http://www.seg-social.es/imserso/dependencia/dep_snd.html

- El Libro Blanco de la Dependencia:

  http://www.seg-social.es/imserso/dependencia /may_libroblanco.html

- Dirección estatal de inclusión social:

  http://www.mtas.es/SGAS/ServiciosSocDep/ServiciosSociales/siuss/AyudaDom.htm

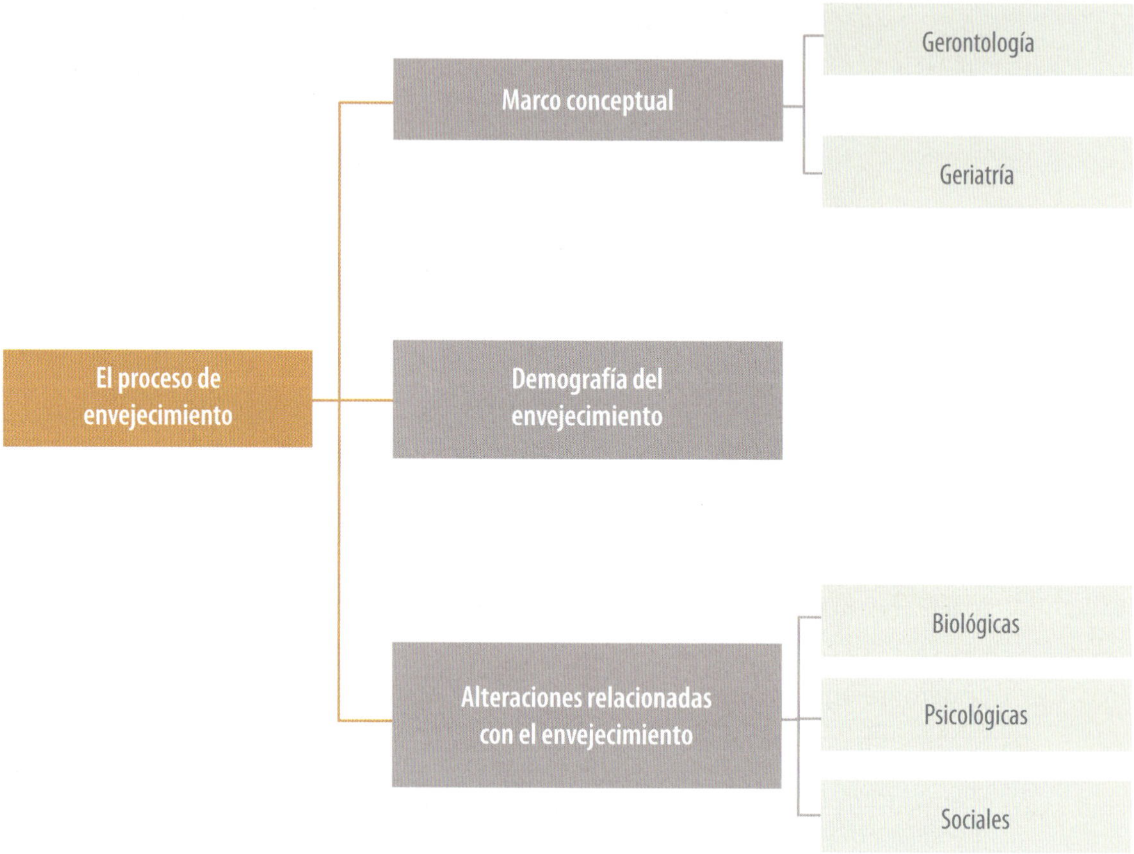

La gerontología

Unidad 2

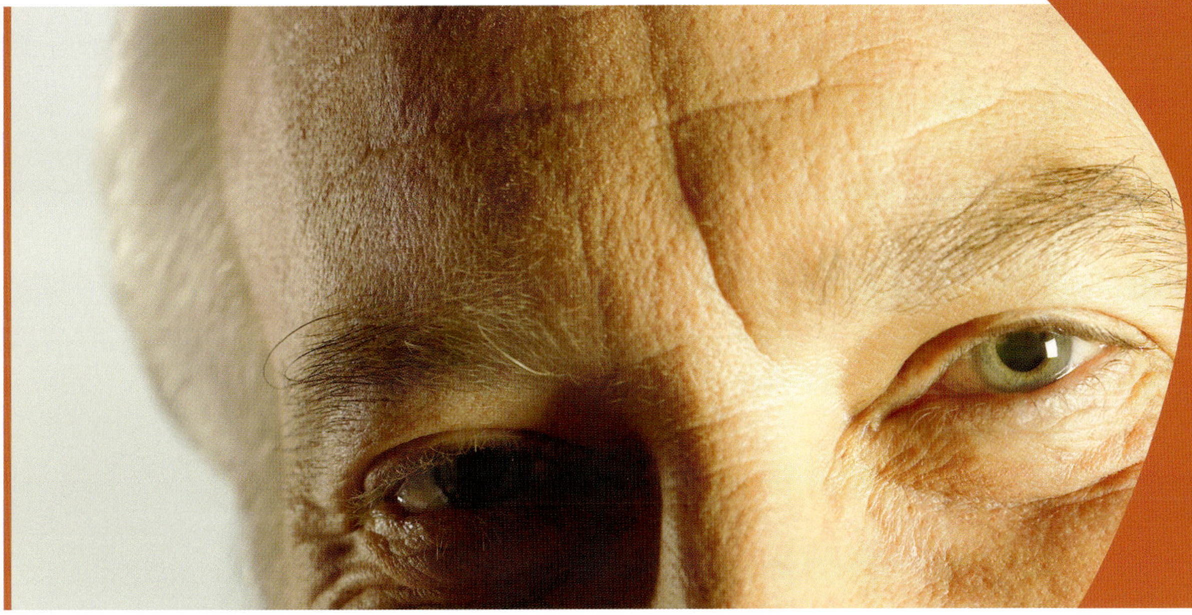

La **gerontología** es la ciencia de la vejez que estudia los fenómenos biopsicosociales del envejecimiento humano desde una perspectiva multidisciplinar.

El envejecimiento es un proceso vital, natural, secuencial, acumulativo e irreversible, que genera la modificación y el deterioro del organismo.

Es un proceso de carácter no patológico que el profesional debe conocer muy bien para evitar el desarrollo de actitudes erróneas durante su trabajo que confundan los procesos patológicos con los cambios naturales que acontecen con el paso del tiempo.

Conocer el marco conceptual en el que se encuadra el envejecimiento y todas las alteraciones biológicas, psicológicas y sociales que se relacionan con el proceso es fundamental para una atención de calidad a los usuarios.

Objetivos de aprendizaje:

- Conocer las características del proceso de envejecimiento.
- Aprender y diferenciar los conceptos de gerontología y geriatría y sus ámbitos de estudio y aplicación.
- Comprender los cambios demográficos en la población española.
- Reconocer los cambios relacionados con el proceso normal del envejecimiento.
- Diferenciar los procesos patológicos de los procesos propios del envejecimiento.
- Describir el proceso de cambio psicosocial por el que pasan las personas mayores.
- Desarrollar actitudes positivas frente a la vejez.

Mapa conceptual

- El proceso de envejecimiento
  - Marco conceptual
    - Gerontología
    - Geriatría
  - Demografía del envejecimiento
  - Alteraciones relacionadas con el envejecimiento
    - Biológicas
    - Psicológicas
    - Sociales

Antes de comenzar reflexiona sobre...

- **¿Los cambios que se relacionan con las personas mayores son propios del envejecimiento?**

  El envejecimiento es un proceso natural que forma parte de la vida del ser humano. Con el transcurrir de los años se genera un deterioro en el organismo de carácter secuencial, acumulativo e irreversible que sitúa a la persona en una posición de mayor fragilidad frente a las amenazas externas.

- **¿Qué consecuencias puede tener desconocer las alteraciones que se asocian al envejecimiento?**

  Desconocer las alteraciones naturales que se producen con el envejecimiento es un aspecto peligroso que en algunas ocasiones puede llevar a confundir el proceso normal de deterioro de la persona con la aparición clínica de una enfermedad. La peor de estas consecuencias es la adopción de actitudes pasivas frente a cambios patológicos que se asocian al proceso natural del envejecimiento.

  Tener los conocimientos necesarios permite al profesional prevenir situaciones catastróficas, que suelen diagnosticarse en estados avanzados, para realizar una atención adecuada en las personas mayores.

Situación

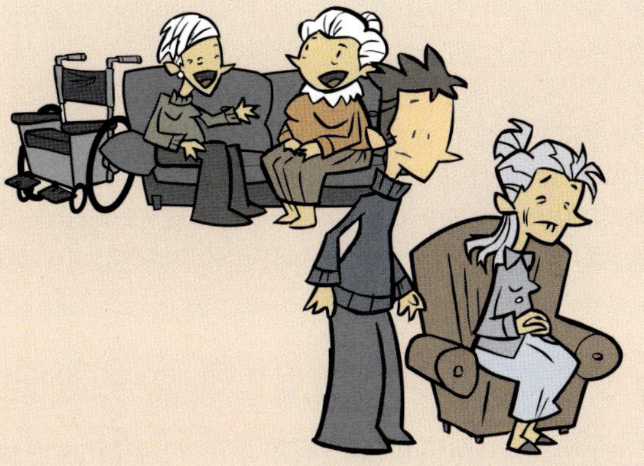

Nieves es una señora de **79 años** residente en el centro sociosanitario en el que trabaja **José**, uno de los profesionales de su planta.

Hace un año, cuando Nieves ingresó con su marido, se encontraba en una etapa moderada de la enfermedad de Parkinson. Se mostraba **semidependiente** para el desempeño de las actividades de la vida diaria pero contaba con un excelente humor y una gran motivación para participar en las sesiones de terapia.

Hace seis meses **su marido falleció** y desde entonces José ha permanecido atento a su evolución.

Nieves presenta un aspecto avejentado que se nota en la piel, las uñas y el cabello, desempeña un rol muy pasivo, su movilidad se ha reducido bastante y apenas se limita a ir del sillón a la cama. Está **perdiendo audición** y **no se relaciona con los demás** a no ser que le pregunten.

Últimamente se muestra agitada por las noches y se quita el pañal que le han prescrito para la **incontinencia nocturna**. Además, en ocasiones se muestra **agresiva** y puntualmente ha informado a José de la presencia de niños en su habitación.

En la planta se comenta que ya está muy mayor y que está perdiendo la cabeza pero José está desconcertado porque no termina de saber muy bien qué es lo que le ocurre a Nieves y **ha pensado en informar al geriatra** de la residencia para solicitar una consulta.

Estrategia de resolución

José, como cualquier otro profesional que se encuentre con una situación similar en el trabajo debe adquirir los conocimientos, relacionados con el proceso de envejecimiento, necesarios para cuidar de usuarios como Nieves y prevenir complicaciones.

José deberá hacer un seguimiento continuado del caso de Nieves y estudiar y comprender cuáles son los aspectos que influyen en su proceso de envejecimiento.

Para ello es aconsejable que siga estos pasos:

1. Conocer el **marco conceptual** del proceso de envejecimiento.
2. Comprender los **aspectos biológicos** de la ancianidad.
3. Conocer los **aspectos psicosociales** del envejecimiento.

1 El marco conceptual

El envejecimiento es el proceso vital, natural, secuencial, acumulativo e irreversible que genera la modificación y el deterioro del organismo.

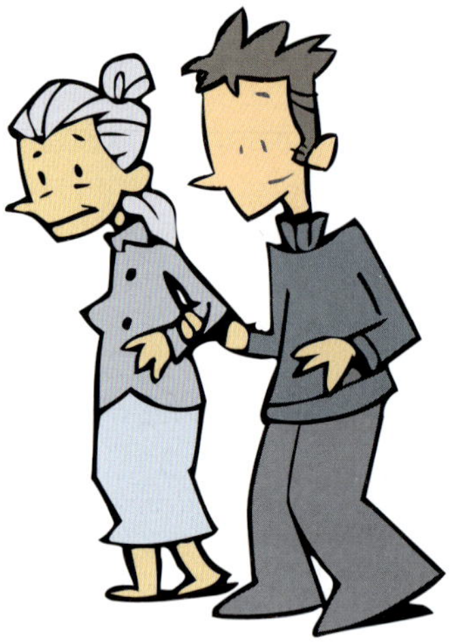

Aunque se trata de un proceso de carácter no patológico, el transcurso del tiempo actúa disminuyendo el nivel de competencia del organismo frente a la presión, las exigencias y el estrés del entorno y, como consecuencia, hace que se torne vulnerable incrementando las probabilidades de morbilidad y mortalidad de los seres vivos.

El proceso de envejecimiento tiene las siguientes características:

- Es un proceso **individual**, en el que no se puede hablar de uniformidad, ya que cada organismo se desarrolla, evoluciona y envejece de manera diferente a los demás.
- En un mismo ser vivo, cada sistema y órgano **envejece a una velocidad distinta**.
- Se trata de un proceso **dinámico**.
- Está **vinculado** a las diferentes fases de la vida y se relaciona directamente con la **interacción** que se establece entre el organismo, el entorno y una serie de factores determinantes que rodean a la persona.

1.1. La gerontología

Idea clave

Los avances de la ciencia y la medicina contribuyen a la prolongación de los años de vida.

La **gerontología** es la ciencia de la vejez que estudia los fenómenos biopsicosociales del envejecimiento humano desde una perspectiva multidisciplinar. El desarrollo de la ciencia tiene lugar en la segunda mitad del siglo XX de manera relacionada con el proceso del envejecimiento producido en la población. El objeto de estudio de la gerontología se centra en: el proceso de envejecimiento, la etapa de la vejez y la persona vieja.

La diversidad de objetos de estudio y la multiplicidad de necesidades de abordaje en la persona implican la heterogeneidad metodológica y de conocimientos que garantizan el incremento de la calidad de vida de la persona. La gerontología engloba los siguientes conocimientos básicos: biológicos o experimentales, psicológicos, sociales y clínicos.

1.1.1. Los conocimientos biológicos o experimentales

Glosario

Etiopatogenia
Conjunto de factores que causan una enfermedad.

Las perspectivas biológicas o experimentales constituyen el área de la ciencia encargada de investigar tanto los cambios y fenómenos biológicos que se producen en el organismo como la **etiopatogenia**, que se relaciona con la edad cronológica y el paso del tiempo. En una primera fase de su desarrollo, este área de la gerontología se consideraba deductiva para pasar a ser experimental y demostrativa en el momento actual.

El objetivo de la investigación tiene una meta preventiva (de carácter farmacológico, higiénico, dietético, psicológico, ecológico, etc.) que persigue contribuir a la prolongación de los años de vida en las mejores condiciones de calidad posibles.

Desde esta perspectiva se puede hablar de **gerontología biológica o experimental**.

1.1.2. Los conocimientos psicológicos

La perspectiva psicológica constituye el área de la ciencia encargada del estudio de los cambios y fenómenos cognitivos, afectivos y conductuales que acontecen en la persona relacionados con el paso de los años.

Se puede distinguir entre **psicogerontología** o **gerontopsiquiatría** en función de si el abordaje de los aspectos característicos de la vejez es de carácter psicológico o psiquiátrico.

> **Idea clave**
>
> Los cambios biológicos también pueden afectar al entorno social y a la conducta psicológica de la persona.

1.1.3. Los conocimientos sociales

La perspectiva social constituye el área de la ciencia encargada del estudio del envejecimiento poblacional, de la estructura social, de los cambios relacionados con la adquisición, el mantenimiento o la pérdida de roles sociales en la persona asociados al paso del tiempo y de la influencia cultural en los procesos.

En este caso, se habla de **gerontología social**.

1.1.4. La geriatría

La **geriatría** o **gerontología clínica** es el área aplicada de la ciencia que aborda los aspectos médicos de la vejez, entre los que se incluyen el diagnóstico, la prevención y el tratamiento multidisciplinar de las patologías asociadas a esta fase vital de la persona, a través del conjunto de servicios de atención sociosanitaria.

> José se dirige al geriatra de la residencia para solicitar una consulta para Nieves, ya que las patologías que ésta padece deben ser diagnosticadas.

Actividades

1. Escribe al lado de cada concepto gerontológico el nombre del conocimiento que le corresponde.
   - Constituye el área de la ciencia encargada del estudio del envejecimiento poblacional, de la estructura social, de los cambios relacionados con la adquisición, el mantenimiento o la pérdida de roles sociales en la persona asociados al paso del tiempo y de la influencia cultural en los procesos. ______________.
   - Es el área aplicada de la ciencia que aborda los aspectos médicos de la vejez, entre los que se incluyen el diagnóstico, la prevención y el tratamiento multidisciplinar de las patologías asociadas a esta fase vital de la persona, a través del conjunto de servicios de atención sociosanitaria. ______________.
   - Constituye el área de la ciencia encargada del estudio de los cambios y fenómenos cognitivos, afectivos y conductuales que acontecen en la persona de manera relacionada con el paso de los años. ______________.
   - Constituye el área de la ciencia encargada de investigar tanto los cambios y fenómenos biológicos que se producen en el organismo como la etiopatogenia, que se relaciona con la edad cronológica y el paso del tiempo. ______________.

2. Enumera las características específicas del proceso de envejecimiento.

____
____
____
____
____
____

2 Los aspectos biológicos de la ancianidad

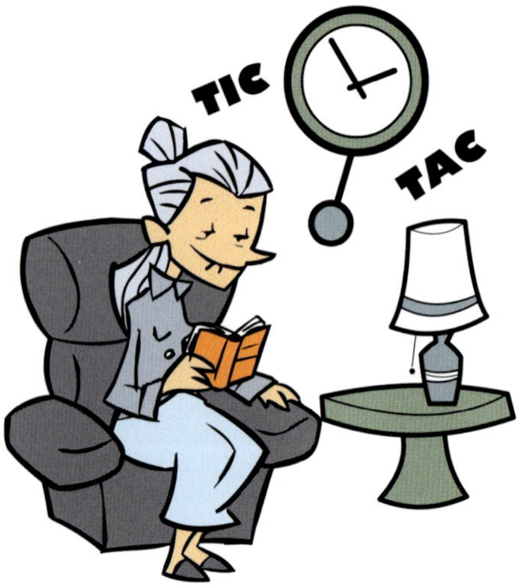

La **gerontología biológica** tiene entre sus objetos de estudio los cambios que se producen en el organismo asociados al envejecimiento y la etiopatogenia relacionada con el proceso.

Se han desarrollado, a lo largo del siglo pasado, multiplicidad de teorías que tratan de buscar la respuesta al porqué del envejecimiento y las alternativas para abordarlo y frenarlo en la medida de lo posible. Entre ellas destacan:

- La teoría del **reloj biológico**. Explica los cambios que se observan a lo largo del proceso de envejecimiento apuntando a la idea de la programación genética. En este sentido, la genética sería el factor que determinaría los fenómenos en cada persona a lo largo de su vida.
- La teoría de los **radicales libres**.
- La teoría del **agotamiento del material genético**.

2.1. Las modificaciones anatómicas y fisiológicas del envejecimiento

Glosario

Homeostasis
Conjunto de procesos de autorregulación que mantienen el equilibrio interno del organismo.

El envejecimiento implica la aparición de una serie de modificaciones en el organismo de todo ser vivo. Algunas de ellas alteran la **homeostasis** del organismo y, como consecuencia, los mecanismos de funcionamiento desarrollan respuestas más limitadas y lentas que ponen en peligro la adaptación de la persona al medio.

Las modificaciones de carácter anatómico y fisiológico, consecuencia del proceso, que aparecen en el organismo de la persona son la evidencia del deterioro pero no tienen el carácter patológico que frecuentemente le atribuyen el desconocimiento y las actitudes erróneas. Estas modificaciones se clasifican en varios grupos:

- Celulares y moleculares.
- En la piel, las uñas y el cabello.
- En los sistemas muscular y osteoarticular.
- En los sistemas cardiocirculatorio, respiratorio, digestivo y genitourinario.
- En las estructuras sensoriales.
- En los sistemas endocrino, metabólico e inmunitario.
- En el sistema nervioso.

José debe conocer las modificaciones para poder identificar los procesos patológicos que puede estar sufriendo Nieves y diferenciarlos de los relacionados con el envejecimiento normal.

Las modificaciones celulares y moleculares

Celulares y moleculares	• La degeneración y la modificación celular varía en función del tipo de célula. • Las células sufren cambios en las membranas, el citoplasma y el núcleo celular. • La muerte celular aumenta, por lo que disminuye el número de células. • Las células ralentizan el crecimiento y la división celular. • La pérdida de agua celular se incrementa, por lo que se favorece la deshidratación. • El tejido adiposo se degenera. • Se produce hinchazón turbia o edema. • La pigmentación se modifica.

Las modificaciones en la piel, las uñas y el cabello

La piel	• Se incrementa la aspereza y la sequedad de la piel. • Aumenta la rigidez en el colágeno de la dermis y en las fibras elásticas de la estructura. • Disminuye la regeneración de la epidermis y el espacio de unión entre la dermis y la epidermis. • Disminuye la densidad de la dermis. • Se reduce el número de células Langerhans y de los melanocitos. • Disminuye la producción de grasa y la elasticidad. • Disminuye el proceso de sudoración como consecuencia de la atrofia de las glándulas sebáceas. • Disminuye el proceso de cicatrización y el de termorregulación. • La piel adquiere aspecto de descolgamiento y aparece la papada o el doble mentón. • Se produce la caída de los párpados. • Aparecen y se incrementan las manchas, especialmente en las manos. • Aparecen verrugosidades en el cuello. • La coloración adquiere un tono pálido.
Las uñas	• Disminuye el grosor de las uñas y se fragmentan más fácilmente.
El cabello y el vello	• Disminuye la velocidad de crecimiento. • El cabello se torna gris y con canas. • Se modifica la aparición del vello facial: en los hombres disminuye en la cabeza y el tórax y se incrementa en la nariz, las orejas y las cejas; en las mujeres disminuye en las axilas y en el pubis y se incrementa sobre el labio superior y el mentón.

Glosario

Melanocitos
Células del organismo que producen melanina.

Las modificaciones en los sistemas muscular y osteoarticular

Idea clave

Con la edad se incrementa la sequedad de la piel, se pierde elasticidad, disminuye el crecimiento del cabello y la secreción hormonal.

El sistema muscular	• Se produce atrofia e hipotrofia muscular. • Las fibras musculares disminuyen y se producen variaciones en su tamaño. • Las mitocondrias y la síntesis de las proteínas contráctiles del músculo estriado disminuyen. • La coloración característica de la mioglobina se pierde y se torna amarillenta. • Se produce proliferación del retículo sarcoplasmático. • Los músculos adquieren aspecto fibrótico.
El sistema osteoarticular	• El hueso envejece y se produce una desmineralización del 12% en los hombres y del 26% en las mujeres. • Las articulaciones reducen la elasticidad, el grosor, la resistencia cartilaginosa y la viscosidad sinovial. • La limitación de los rangos articulares aumenta, repercutiendo en la amplitud de los movimientos. • La talla disminuye. • La silueta se modifica. • La presencia de dolor es más probable.

Las modificaciones en los sistemas endocrino, metabólico e inmunitario

El sistema endocrino	• Disminuye la secreción hormonal y tiene una menor tolerancia a la glucosa.
El sistema metabólico	• Disminuye la tolerancia a los hidratos de carbono, aumentan las dificultades para absorber la vitamina D, el hierro y el calcio, y se reduce la sensación de sed.
El sistema inmunitario	• Disminuye la resistencia ante las infecciones.

Es importante que el profesional conozca las modificaciones anatómicas y fisiológicas del envejecimiento para que sepa identificar los distintos cambios que se producen con la edad.

Actividades

3. Indica si son verdaderas o falsas las siguientes frases que hacen referencia a las modificaciones que sufre el organismo con el paso del tiempo.

V F

☐ ☐ 1. La talla aumenta.

☐ ☐ 2. Disminuye el grosor de las uñas y se fragmentan más fácilmente.

☐ ☐ 3. Disminuye la aspereza y la sequedad de la piel.

☐ ☐ 4. Disminuye la producción de grasa y la elasticidad.

☐ ☐ 5. Las fibras musculares aumentan y se producen variaciones en su tamaño.

☐ ☐ 6. Los huesos envejecen y se produce una desmineralización del 26% en los hombres y del 12% en las mujeres.

☐ ☐ 7. La coloración adquiere un tono pálido.

Las modificaciones en las estructuras sensoriales

El ojo	• Se producen cambios en la córnea, las lentes y la retina. • La capacidad y la velocidad del reflejo de acomodación ocular disminuye. • La capacidad de refracción de las lentes y la córnea disminuye. • La sensibilidad a la luz disminuye. • La capacidad para la percepción del color se altera. • La agudeza visual disminuye. • Se aumenta la tendencia a la vista cansada. • Se produce dificultad para conseguir enfocar un objeto.
La oreja y el oído	• El tamaño del pabellón auricular incrementa. • La vellosidad en la zona aumenta. • Aparece presbiacusia. • La acumulación de cerumen se incrementa.
La boca	• La percepción de los sabores dulce y salado se altera.
La nariz	• La percepción olfativa disminuye.

Las modificaciones en los sistemas cardiocirculatorio, respiratorio, digestivo y genitourinario

El sistema cardiocirculatorio	• Disminuye: el peso y el volumen del corazón, la elasticidad y la luz de los vasos sanguíneos y la velocidad de la circulación sanguínea. • Se incrementan: el colágeno cardíaco, la substancia amiloide, la fibrosis del miocardio, la grasa en la conducción, el calcio en las válvulas y anillos cardíacos. • Se producen alteraciones coronarias y cambios funcionales en reposo y durante la actividad física.
El sistema respiratorio	• Disminuye el sistema ciliar y el peso y el volumen del pulmón. • Se produce calcificación de los cartílagos traqueales y costales. • Aparecen alteraciones raquídeas. Se acentúa la cifosis dorsal. • Se incrementa la luz de la tráquea. • Se produce atrofia de las glándulas de las mucosas y cambios en la circulación pulmonar y bronquial. • Se incrementa el volumen y la capacidad residual respiratoria y el espacio fisiológicamente inerte. • Se reduce la capacidad vital, el volumen de reserva, el VEMS, el Tiffenau y la difusión respiratoria.
El sistema digestivo	• Pérdida de las piezas dentarias. • Deshidratación de las encías. • Disminuye la salivación. • Aparece atrofia de las mucosas gástricas. • Disminuye el peso y el volumen de todos los órganos digestivos.
El sistema genitourinario	• Disminuye el peso y el volumen del riñón. • Se produce esclerosis de los vasos. • Se aclara la creatinina. • Aparecen túmulos, divertículos y glomérulos. • Disminuye el tono muscular de la vejiga. • Aparecen cambios en los órganos genitales. • Predisposición a procesos de desequilibrio con el sodio y el agua.

Glosario

Presbiacusia
Disminución de la agudeza auditiva que se produce con el envejecimiento.

VEMS
Índice de flujo aéreo que se obtiene durante una espirometría. Volumen Espiratorio Máximo por Segundo.

Tiffenau
Prueba funcional respiratoria.

Las modificaciones en el sistema nervioso

El cerebro	• Pérdida del peso y del volumen cerebral. • Incremento de los surcos cerebrales, de los ventrículos y de las granulaciones (ependidimarias y Pacchioni). • Las neuronas consumen menos oxígeno y glucosa. • Disminuye el número de neurotransmisores. • Se produce fibrosis y calcificación de las meninges. • Se producen cambios vasculares.
Las neuronas	• Disminuye el número de neuronas de manera irreversible. • Aparecen anomalías y modificaciones en las neuronas y las conexiones.
Los cambios funcionales	• Se reduce la sensibilidad táctil, vibratoria y discriminativa. • Enlentecimiento de los reflejos. • Pérdida de la capacidad de coordinación y del control muscular. • Reducción de la fuerza durante la ejecución del movimiento. • Modificación de los tiempos y de la amplitud de los movimientos durante la marcha.

2.2. El fomento de la salud y de las actividades de la vida diaria

Los cambios biológicos que acompañan al proceso de envejecimiento originan el deterioro del organismo y aunque envejecer no es sinónimo de enfermar, la vulnerabilidad ante las agresiones del entorno se incrementa con el tiempo.

En este sentido, tomar **conciencia** del propio proceso de envejecimiento y la adquisición de conocimientos que permitan el desarrollo de hábitos saludables, es fundamental para conseguir el bienestar y la calidad de vida de la persona mayor.

Apostar por un envejecimiento activo y rehabilitar o compensar las disfunciones que puedan aparecer en el desarrollo de las actividades de la vida diaria, es el mejor método para prevenir la dependencia en la persona mayor.

Actividades

4. Une con flechas las distintas modificaciones que sufre el organismo con los sistemas y las estructuras anatomicofisiológicos a los que corresponden.

1. Sistema inmunitario.
2. Sistema muscular.
3. Sistema respiratorio.
4. Sistema nervioso.
5. Sistema digestivo.
6. Piel.
7. Sistema osteoarticular.
8. Ojo.
9. Sistema cardiocirculatorio.

a. Se reduce la elasticidad, el grosor, la resistencia cartilaginosa y la viscosidad sinovial de las articulaciones.
b. Disminuye el proceso de cicatrización y el de termorregulación.
c. Se produce atrofia e hipotrofia muscular.
d. Disminuye la resistencia ante las infecciones.
e. Disminuye el peso y el volumen del pulmón.
f. Disminuye la velocidad de la circulación sanguínea.
g. La sensibilidad a la luz disminuye.
h. Disminuye la salivación.
i. Se pierde capacidad de coordinación y de control muscular.

3 Los aspectos psicosociales del envejecimiento

La **psicogerontología** es el área de la ciencia que se encarga del estudio de los cambios y fenómenos psicológicos que acontecen en la persona en relación con el proceso de envejecimiento. Se trata de una vía de investigación relativamente joven, si se compara con los colectivos hacia los que habitualmente se ha dirigido el estudio de la psicología evolutiva: la infancia, la adolescencia y la juventud.

3.1. La psicología de la vejez

Las alteraciones que se producen en la vejez no constituyen un proceso homogéneo, de manera que se encuentran diferencias muy significativas en función de la persona y de su propio proceso. Por lo tanto, definir alteraciones psicológicas propias de esta etapa constituiría una visión simplificada y limitada teniendo en cuenta la multitud de variables que pueden surgir en torno a la vida de una persona concreta.

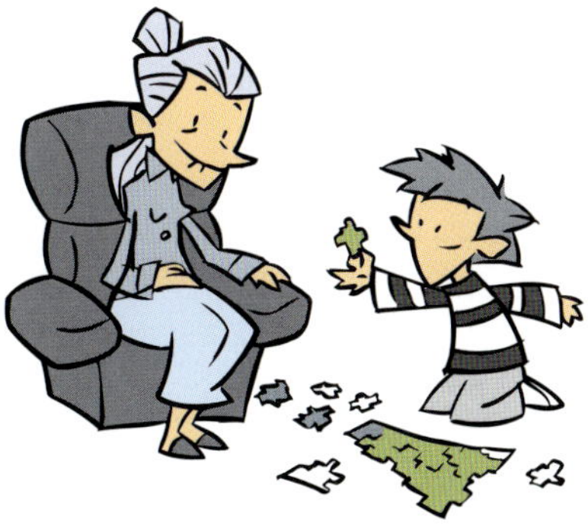

El estado de salud, las experiencias, el entrenamiento, determinados factores sociológicos, etc. determinan las **características psicológicas** que posee cada persona mayor. Sin embargo, sí se puede afirmar que los cambios psicofisiológicos que pueden aparecer giran en torno a aspectos cognitivos, afectivos y conductuales y en la medida en que afecten a la funcionalidad y a la calidad de vida de la persona, exigirán el desarrollo de mecanismos de adaptación psicológica.

3.1.1. Los cambios cognitivos, afectivos y conductuales

Los principales cambios se manifiestan en las **funciones intelectuales** se produce una reducción de la eficiencia de la inteligencia fluida a partir de los 30 años, que se acelera al llegar a los 60 años y se incrementa en la medida en que se cumplen años. En cambio, en los resultados de las pruebas en las que se mide la inteligencia cristalizada, se obtienen mejores resultados cuanto mayor es la persona.

> **Idea clave**
>
> La sexualidad en los mayores está condicionada por la educación y los cambios biológicos.

A pesar de que la disminución en la agilidad mental comienza en los periodos señalados y la alteración de la inteligencia global se acentúa con la edad, la prevención a través de la estimulación cognitiva contribuye al mantenimiento de facultades. El único deterioro inevitable se produce en torno a la muerte y las causas son más de tipo orgánico que de carácter psicosocial.

Las personas mayores están sometidas a un mayor número de **experiencias negativas** que pueden influir en las emociones y los sentimientos, condicionando estados de ánimo deprimido, que se combatirán con las estrategias y los mecanismos psicológicos y sociales de defensa y apoyo individual.

La sexualidad de los mayores está condicionada por la educación y los cambios biológicos. Aunque disminuya la respuesta sexual biológica, el interés y la libido no tienen por qué disminuir. Los factores que debilitan la motivación (como la rutina, las patologías, las preocupaciones, el agotamiento físico y psicológico, etc.) se pueden contrarrestar, estimular e incrementar con el reencuentro de la pareja tras el síndrome del nido vacío.

Conductualmente se puede hablar de una acentuación de los rasgos del carácter y una reducción de la capacidad para adaptarse a las situaciones novedosas o desconocidas, por lo que se tiende a la búsqueda de entornos estables y cercanos que transmitan la seguridad psicológica (e incluso física) que se persigue en esta etapa.

Alteraciones significativas de las funciones cognitivas superiores

Se altera la **memoria** reciente como consecuencia de la disminución de la capacidad para sintetizar objetos frente a la conservación de la capacidad para evocar recuerdos a través de la memoria remota.
Disminuye la capacidad de **atención** y **concentración**, probablemente relacionada con la falta de interés por la realidad que les rodea.
Se produce una pérdida de la capacidad para resolver problemas novedosos.
Aumenta la dificultad para el **aprendizaje** de nuevos conocimientos. La velocidad de asimilación o rendimiento es menor.
Se altera la **percepción**, lo que se manifiesta en la reducción de la capacidad de recibir y procesar información del entorno asociado a las alteraciones biológicas de los sentidos de la vista, el oído, el gusto y el olfato.
Disminuye la velocidad de reacción en los **procesos de pensamiento**.

Glosario

Memoria reciente
Permite retener durante un breve espacio de tiempo (segundos) la información. Por ejemplo un número de teléfono.

Memoria remota
Permite conservar la información durante un mayor espacio de tiempo (desde minutos hasta años). Por ejemplo, la fecha de nacimiento.

Sedentarismo
Falta prolongada de ejercicio físico que pone al organismo humano en situación vulnerable ante enfermedades, especialmente del sistema vascular.

José ha conseguido convencer de manera sutil a Nieves para continuar con su *hobby* de coleccionar sellos. Nieves parece mucho más animada y dedica más tiempo a fomentar las relaciones sociales.

3.1.2. La motivación en el anciano

La persona que pierde la motivación deja de hacer las cosas que solía hacer. Sus familiares y seres queridos asisten a un **rápido declive**, la persona se apaga poco a poco y parece perder las ganas de vivir.

La sensación de no ser útil es muy frecuente en la persona anciana, y lleva con frecuencia al **abandono** de las actividades cotidianas.

El ciclo de la desmotivación en la tercera edad

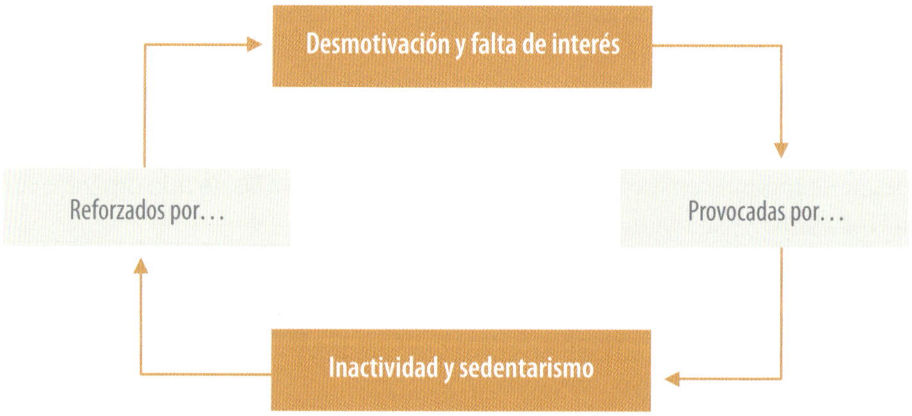

Aquí es donde el papel del profesional se vuelve crucial, pues debe conseguir animar y **motivar al anciano** para ayudarle a romper la espiral de desmotivación-sedentarismo.

La motivación debe buscarse **despertando sus intereses**, sacando a la luz sus habilidades y destrezas, estimulando su autoconfianza.

Con actividades apropiadas, interesantes y estimulantes, se habrá ganado una importante batalla contra la desmotivación.

El profesional debe poner especial interés en devolver al anciano el sentimiento de **persona valiosa** que aún tiene mucho que aportar a los demás.

José quiere ayudar a Nieves a encontrar fuentes de motivación. Son muchas las actividades en las que él puede encontrarla: ayudar en la educación de su nieto, realizar alguna actividad artística, cultivar plantas, etc.

Las discapacidades auditivas y visuales pueden representar una **fuente importante de desmotivación**.

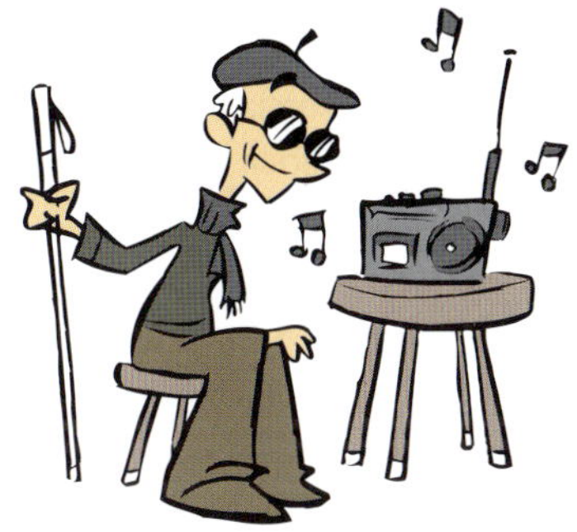

Cuando se trata de discapacidades que sobrevienen con la vejez, pueden aumentar la desmotivación de la persona mayor y que le lleve a dejar de hacer las cosas que normalmente hacía.

La discapacidad de un canal sensorial puede ser compensada eficazmente por el mejor funcionamiento de otro, por lo que es importante motivar al usuario para que ejercite el canal no afectado.

Si se trata de **discapacidades totales**, que no pueden remediarse, el profesional deberá ayudar a la persona a su cargo a afrontar su situación.

Además le animará a que ponga en práctica **actividades nuevas** y a que amolde su nueva situación a aquellas actividades que realizaba con anterioridad, sin dejar de hacerlas en la medida de lo posible.

A Nieves le encanta ir al cine, pero desde que tiene problemas auditivos ha dejado hacerlo. José le ha animado a comprar un DVD para poder ver las películas con subtítulos especiales.

La **depresión** siempre lleva asociada una pérdida de ganas de hacer cosas, por lo que el profesional debe **animar** al anciano deprimido a realizar:

- Actividades fuera de casa, como ir al cine, al teatro, salir con amigos o al parque, cuidar de los nietos, pasear al perro, ir de compras, etc.
- Actividades que pueda realizar dentro del hogar, como pintar, escribir, recitar, modelar, leer, cultivar, preparar platos, etc.

Siempre que exista una depresión la persona mayor debe recibir **ayuda psicológica**, y el médico de cabecera decidirá si hay que recetar un antidepresivo.

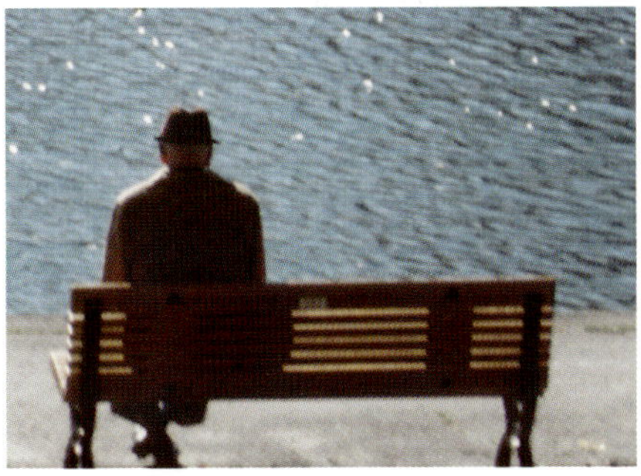

El profesional debe saber cómo afrontar las discapacidades psíquicas

Combatir la depresión es un **trabajo multidisciplinar** que deben llevar a cabo diferentes profesionales.

El caso de las personas mayores con **demencia** exige que se realicen actividades que ejerciten las **habilidades cognitivas** para retrasar la pérdida y el deterioro mental.

Con frecuencia la persona con demencia rechaza hacer estas actividades: implican un esfuerzo cognitivo que en ocasiones no quiere realizar.

El profesional pondrá especial interés en motivar a la persona a su cargo para que se anime a realizar estos ejercicios, reforzando o premiando el trabajo realizado.

3.1.3. El acompañamiento y el apoyo en el duelo

El hecho del **duelo** se sucede en el tiempo que transcurre tras el fallecimiento de un ser querido, ante el que se puede reaccionar de diversas maneras, pero que suele tener **repercusiones** físicas, emocionales y sociales.

El grado de cercanía de la persona que se pierde, las características personales de quien o quienes lo atraviesan, la participación en el cuidado de la persona que fallece, el motivo y la duración de la pérdida, son factores que dan distinta trascendencia al duelo.

No es lo mismo que alguien fallezca debido a un hecho inesperado, a que alguien muera tras haber atravesado una **enfermedad terminal** durante un periodo largo de tiempo.

Cuando el usuario tiene una persona cercana que padece una enfermedad terminal también atraviesa una situación especial por la cercanía de la muerte del enfermo. En este caso es necesario acompañar al usuario y a su entorno, pues existe una gran demanda de atención y un alto grado de estrés emocional.

Es fundamental la información clara sobre las características, el pronóstico y la evolución de la enfermedad, así como de los trámites que se requieren en caso de pérdida.

Las **reacciones físicas** tienen multitud de manifestaciones que varían en intensidad, desde dolor de cabeza, palpitaciones o dificultad parar tragar, hasta opresión en la garganta o en el pecho, náuseas o visión borrosa.

Los **sentimientos** que se pueden manifestar en la persona que atraviesa el duelo son muy variados, aparte del de la tristeza:

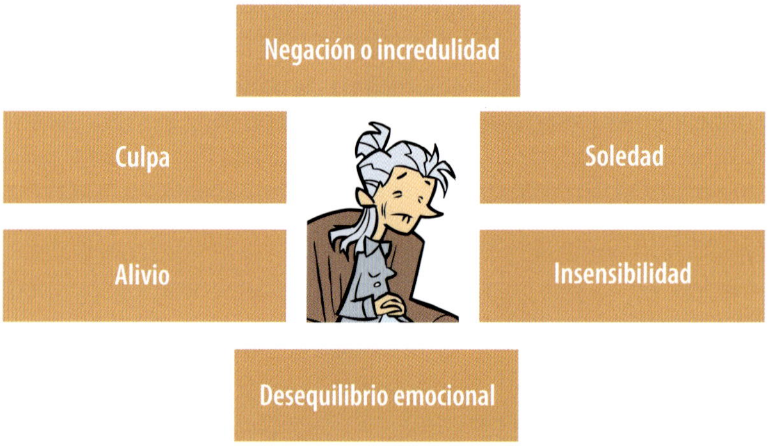

Estas reacciones emocionales y físicas **influyen en la relación con los demás**, pudiendo perder las ganas de hablar con otros o de salir de su casa. El profesional que trabaja con la familia puede orientar y acompañar al usuario que atraviese este proceso.

Glosario

Duelo
La palabra proviene del latín «dolor». Hace referencia a la adaptación que se da en las distintas unidades de convivencia debido a la pérdida de uno de sus miembros por muerte.

Enfermedad terminal
Aquella que padece una persona en situación avanzada y para la cual no existen expectativas razonables de cura.

Actividades

5. Indica qué debe hacer el profesional para motivar a una persona mayor.

3.2. La sociología del envejecimiento

Los acontecimientos sociales que por excelencia modifican y afectan la vida e incluso ponen en peligro el estado de salud de la persona en la etapa de la vejez son los cambios de roles.

3.2.1. La demografía del envejecimiento

La sociedad ha asistido a una serie de cambios demográficos relacionados con factores poblacionales, culturales y socioeconómicos que generan nuevas situaciones a las que responder desde distintas áreas de actuación.

Los principales aspectos que determinan estos fenómenos son:

- La **disminución de la natalidad**. Existe una baja tasa de natalidad motivada fundamentalmente por cambios culturales y del estilo de vida. La incorporación masiva de la mujer al trabajo y los condicionantes a los que se enfrentan muchas de ellas (la discriminación, el miedo de los empresarios a los estados de gestación y los permisos de maternidad, la reducción de las jornadas laborales motivadas por el cuidado de los hijos, etc.) suponen un obstáculo para compaginar el ámbito profesional con el familiar y empujan a la mujer al retraso, o incluso a la renuncia, de la creación de su propia familia.
- La **disminución de la morbilidad y la mortalidad**. Los avances de la gerontología y de la geriatría proporcionan las armas para combatir la morbilidad y la mortalidad, lo que se traduce en el incremento de la esperanza de vida.

La baja tasa de mortandad y natalidad, junto con el aumento de la esperanza de vida, originan el envejecimiento de la población y el envejecimiento de la población envejecida. Se trata del fenómeno denominado «**envejecimiento del envejecimiento**». Todos estos procesos configuran en España una **pirámide poblacional** de tipo regresivo propia de los países desarrollados.

Pirámide de población de España, año 2005

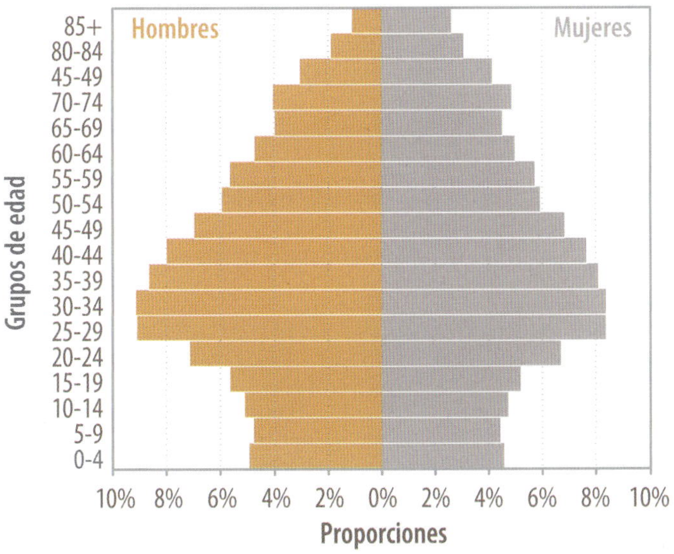

De hecho, el tamaño poblacional que adquiere el colectivo de las personas mayores, sobre todo octogenarias, es de tal relevancia que supone un importante impacto en la planificación de los servicios sociosanitarios, ya que se presentan como los grandes consumidores de este tipo de recursos.

> **Glosario**
>
> **Morbilidad**
> Tasa o número proporcional de personas que enferman en un sitio y tiempo determinados.

> **Idea clave**
>
> Según la ONU: «En 2050, España será uno de los países más envejecidos del mundo, con un 35% de su población de 65 o más años y un 50%, la mitad de la población, por encima de los 52 años».

3.2.2. Las modificaciones de los roles individuales y comunitarios

La respuesta que la persona mayor tiene frente a las circunstancias que se suceden con el envejecimiento y la proximidad de la muerte están condicionadas por sus valores, creencias, educación, estado de salud, estatus social, etc.

Esta etapa se caracteriza por la **acumulación de pérdidas**: de personas queridas, de capacidades, del trabajo, de la posición económica, etc. Estas experiencias, que forman parte del transcurrir de la vida, se suelen acompañar de sentimientos de tristeza, impotencia, soledad y dolor. En la medida en que la persona sea capaz de **aceptar**, **enfrentarse** y adaptarse a las nuevas situaciones de cambios vivirá esta etapa con mayor o menor dificultad.

En la familia, las personas mayores pasan de ocuparse de las cargas familiares a suponer una carga para la familia: los hijos y otros familiares que han sido cuidados pasan a ser sus cuidadores. La pérdida progresiva de facultades y los aspectos socioeconómicos conducen a la persona mayor a una posición en la que suele perder la capacidad de toma de decisiones en el núcleo familiar y, a menudo, su domicilio y su espacio vital con el ingreso en centros residenciales.

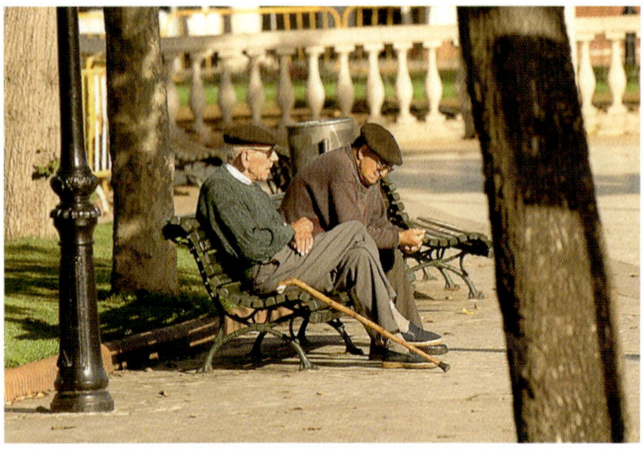

La jubilación puede originar desequilibrios si se carece de motivación o actividades significativas

El acontecimiento más importante se origina con la jubilación y con la pérdida del rol laboral. La persona mayor de 65 años pasa de ser una persona productiva a una persona improductiva.

En esta situación se produce un desequilibrio entre las tres áreas del desempeño ocupacional tan importantes para el desarrollo de la vida de la persona: el autocuidado, la productividad y el ocio.

Desaparece el área productiva y se incrementa la del ocio y el tiempo libre. Por ello, la búsqueda de una actividad significativa que permita continuar con el desarrollo activo y productivo de la persona será imprescindible para reestablecer el equilibrio perdido.

Actividades

6. Une con flechas los aspectos que afectan al cambio de conductas relacionados con los roles individuales y los que se desarrollan dentro de una comunidad.

1. Jubilación.
2. Pérdida de personas queridas.
3. Incremento del tiempo libre.
4. Pérdida de la posición económica.

a. Roles individuales.

b. Roles dentro de una comunidad.

7. Indica cuál es la definición correcta del término psicogerontología.

☐ 1. La psicogerontología es el área de la ciencia que se encarga del estudio de los cambios y fenómenos biológicos que acontecen en la persona en relación con el proceso de envejecimiento.

☐ 2. La psicogerontología es el área de la ciencia que se encarga del estudio de los cambios y fenómenos sociales que acontecen en la persona en relación con el proceso de envejecimiento.

☐ 3. La psicogerontología es el área de la ciencia que se encarga del estudio de los cambios y fenómenos psicológicos que acontecen en la persona en relación con el proceso de envejecimiento.

Resumen

El **envejecimiento** es el proceso vital, natural, secuencial, acumulativo e irreversible que genera la **modificación** y el **deterioro** del organismo.

Aunque se trata de un **proceso de carácter no patológico**, el transcurso del tiempo actúa disminuyendo el nivel de competencia del organismo frente a la presión, las exigencias y el estrés del entorno produciendo vulnerabilidad e incrementando las probabilidades de morbilidad y mortalidad de los seres vivos.

La **gerontología** es la ciencia de la vejez que, desde una perspectiva multidisciplinar, estudia los fenómenos biopsicosociales del envejecimiento humano. El objeto de estudio de la gerontología se centra en el proceso de envejecimiento, la etapa de la vejez y las personas mayores.

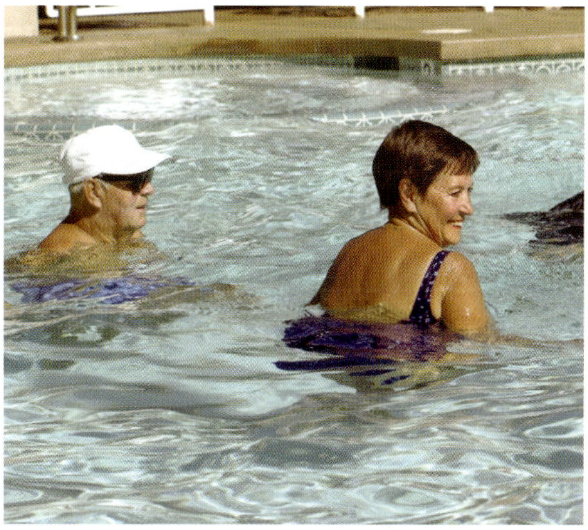

La vejez es una etapa más de la vida que hay que asimilar y en la que hay que aprender a disfrutar con bienestar y calidad de vida

La diversidad de objetos de estudio y la multiplicidad de necesidades de abordaje en la persona implican la heterogeneidad metodológica y de conocimientos que garantizan el incremento de calidad de vida de la persona.

Los cuatro conocimientos básicos que engloba la gerontología son:

- La gerontología biológica o experimental.
- La psicogerontología o gerontopsiquiatría.
- La gerontología social.
- La gerontología clínica.

Esta última es el área aplicada de la ciencia que aborda los aspectos médicos de la vejez, entre los que se incluyen el diagnóstico, la prevención y el tratamiento multidisciplinar de las patologías asociadas a esta fase vital de la persona, a través del conjunto de servicios de atención sociosanitaria.

Los cambios demográficos han configurado una **pirámide poblacional en España de tipo regresivo**, que se caracteriza por una base más estrecha que el cuerpo central y por una cima destacada que representa un crecimiento natural reducido y un elevado porcentaje de personas de edad avanzada. Este tipo de pirámide poblacional es característica de los países desarrollados.

El envejecimiento implica la aparición de una serie de modificaciones biológicas, psicológicas y sociales. Algunas de ellas alteran la homeostasis del organismo y, como consecuencia, los mecanismos de funcionamiento desarrollan respuestas más limitadas y lentas que ponen en peligro la adaptación de la persona al medio. Sin embargo, aunque son la evidencia del deterioro, no tienen el carácter patológico que frecuentemente les atribuye el desconocimiento.

Evaluación

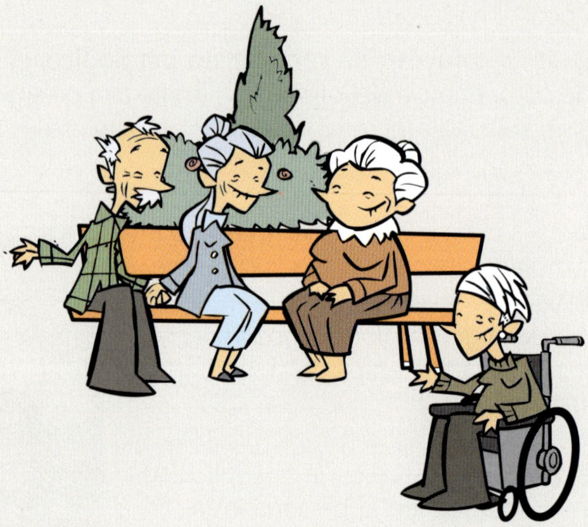

Haz un trabajo en el que expliques qué actuaciones deberá realizar José para garantizar el bienestar de Nieves en la residencia. Deberás recoger las siguientes cuestiones:

- ¿Por qué el profesional al que recurre José para solicitar una consulta es el geriatra de la residencia?
- ¿Cuáles son los cambios que está sufriendo Nieves y qué diferencias hay entre los que se deben a un proceso normal del envejecimiento y aquellos que son de origen patológico?
- ¿Cuáles son las enfermedades que puede estar sufriendo Nieves y cuáles los síndromes geriátricos?

Test de evaluación

1 La teoría que explica el envejecimiento apuntando a la genética como el factor que determina los fenómenos que ocurren en cada persona a lo largo de su vida es:

a. La teoría de los radicales libres.
b. La teoría del agotamiento del material genético.
c. La teoría de la gerontología.
d. La teoría del reloj biológico.

2 El envejecimiento es un proceso:

a. Patológico.
b. Secuencial y acumulativo.
c. Que implica la aparición de modificaciones en el organismo.
d. Todas las opciones son correctas.

3 Las modificaciones anatómicas y fisiológicas que ocurren con el envejecimiento son:

a. Se incrementa la aspereza y sequedad de la piel y aparecen canas.
b. Aparece presbiacusia y disminuye el peso y el volumen del corazón.
c. La percepción olfativa disminuye.
d. Todas las respuestas son correctas.

4 Señala cuál de las siguientes afirmaciones es falsa:

a. El envejecimiento es un proceso individual y dinámico.
b. Todos los órganos envejecen a la misma velocidad.
c. El envejecimiento se relaciona con la interacción entre el organismo y el entorno.
d. Con el envejecimiento surjen modificaciones celulares y moleculares.

5 La eficacia de la inteligencia fluida comienza a reducirse:

a. A partir de los 30 años.
b. A partir de los 65 años.
c. A partir de los 80 años.
d. A partir de los 90 años.

6 El envejecimiento afecta a la personalidad y el carácter:

a. Cambiando el comportamiento.
b. Acentuando los rasgos.
c. Fomentando los sentimientos de tristeza.
d. Ninguna respuesta es correcta.

7 El envejecimiento de la población se produce por:

a. La baja tasa de mortandad.
b. La baja tasa de mortalidad.
c. El aumento de la esperanza de vida.
d. Todas las opciones son correctas.

8 La gerontología es la ciencia de la vejez que estudia los fenómenos:

a. Biológicos.
b. Psicosociales.
c. Personales.
d. Las respuestas a y b son correctas.

9 Con el envejecimiento es normal que se altere la memoria:

a. Reciente.
b. Remota.
c. Procesal.
d. Pasada.

10 Qué es la homeostasis:

a. El proceso de coagulación de la sangre.
b. El conjunto de procesos que permiten la función biliar.
c. El conjunto de procesos que mantienen el equilibrio del organismo.
d. El proceso de cicatrización de los huesos.

Documentación

El pie y sus anomalías

Los pies son una zona corporal que se encuentra con frecuencia oculta por el calzado, por este motivo, gran parte del año, se descuida la atención hacia ellos.

Los problemas que se encuentran en los pies, generalmente, se ocasionan por el uso de calzado inadecuado. Una alteración muy común son los denominados dedos en martillo, es decir, los dedos arqueados y sin flexibilidad en sus falanges.

Por lo general la causa de este problema es un calzado duro y estrecho. Es importante que el profesional aprenda a identificar las anomalías más comunes y las características de un buen calzado, para que pueda aconsejar correctamente al usuario.

El calzado debe reunir un conjunto de **cualidades** que permita introducir el pie sin deformarlo, y que asegure el **equilibrio estático y dinámico** del mismo. Los componentes de un buen calzado son:

- La **pala** o **parte superior** del zapato: debe ser ancha y alta permitiendo la movilidad de los dedos.
- La **suela**: debe ser flexible, antideslizante y suficientemente gruesa para que no se noten las irregularidades del suelo.
- El **contrafuerte** o lugar **donde anida el talón**: debe ser **rígido** para mantener la verticalidad del pie y evitar que se escape al andar.
- La **sujeción** del **empeine**: debe ser, en función de las capacidades de maniobrabilidad de la persona, con cordones o tiras adhesivas; no son aconsejables las gomas por la presión que pueden ejercer en el pie.

Las recomendaciones generales para elegir un **calzado cómodo** y **saludable** son:

- Debe estar compuesto por material flexible e impermeable al agua.

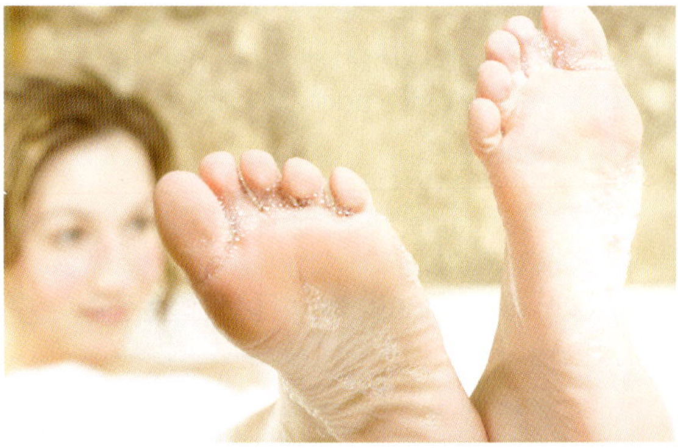

No se debe desatender el cuidado de los pies

- Debe adaptarse lo máximo posible a la figura del pie.
- No debe tener formas puntiagudas, ya que pueden deformar los pies.
- Debe tener los tacones bajos y anchos.

Las **alteraciones** de la salud que están relacionadas con los pies son muchas, éstas, en general, afectan a **personas mayores**; también hay malformaciones o **desviaciones** que pueden surgir en los **niños**.

Algunas enfermedades son:

- El «pie diabético».
- Los juanetes.
- La neuroma Morton.
- Los callos.
- Los «dedos martillo».

El «pie diabético»

El pie diabético es un síndrome que engloba **alteraciones anatómicas** y **funcionales** que se presentan en el pie de las personas con diabetes, como consecuencia de la enfermedad metabólica que padecen.

Representa una causa muy importante de mortalidad, y se estima que el 15% de las personas que tienen esta enfermedad, en algún momento, desarrollarán una lesión en sus pies a lo largo de la vida: puede suponer la **pérdida de calidad de vida** y **autoestima**.

Los juanetes

Los juanetes son una **deformidad del dedo gordo del pie**: el hueso sufre una alteración que produce una prominencia lateral del hueso. Pueden producir molestias y dolor. Son frecuentes en **mujeres** y **ancianos**.

Los juanetes pueden ser heredados como una característica de familia, o pueden ser causados por **zapatos** que están **muy ajustados**.

Es aconsejable la utilización de zapatos que se adapten a los pies: de **horma amplia** y que no tengan áreas de presión, esto alivia muchas veces el dolor.

La neuroma Morton

La neuroma Morton es una **alteración** que está causada **por la compresión de un nervio**, esto provoca que se forme un tejido adicional al nervio; estos tejidos se llaman neuromas (producen dolor y pueden extenderse al resto de los dedos de los pies).

El **tratamiento** más corriente es la **utilización de zapatos anchos** y la ingesta oral de **medicación** para disminuir la hinchazón alrededor del nervio.

Los callos

Los callos son **endurecimientos de la piel** que se forman por la presión continuada que se ejerce sobre una zona; pueden aparecer cuando los huesos del pie están apretados contra el zapato o cuando los huesos están apretados juntos, por ejemplo.

Los lugares más comunes donde se encuentran los callos son:

- El dedo gordo.
- El quinto dedo.
- Los extremos de los huesos del pie (metatarsianos) son bastante comunes.
- La zona media de los dedos del pie.

El **tratamiento** consiste en aliviar la presión en la zona y usar un **calzado que sea ancho y cómodo**. Unas almohadillas para aliviar las presiones de los huesos pueden ayudar, pero tienen que estar perfectamente situadas.

Los «dedos martillo»

Los dedos martillo son una **deformación** de los dedos del pie que está causada por la **utilización de zapatos muy estrechos**: la articulación del dedo medio permanece doblada constantemente. Produce dolor en las áreas protuberantes y en las extremidades de los dedos del pie. El **tratamiento** consiste en la utilización de un **zapato ancho y amplio** para acomodar mejor el pie deformado.

Fuente: **Santillana**

Bibliografía

1. Abellán A. y Puyol R. (coord.): *Envejecimiento y dependencia: una mirada al panorama futuro de la población española*. Madrid: Mundial Assistance, 2006.

2. Asili, N.: *Vida plena en la vejez.* México: Pax, 2006.

3. Belsky, J.: *Psicología del envejecimiento.* Madrid: Paraninfo, 2001.

4. González, M.R.: *Cuando la tercera edad nos alcanza: crisis o retos*. Madrid: MAD, 2005.

5. Hyver, C.: Geriatría. Madrid: *Manual moderno*, 2006.

6. *Los mayores: salud y calidad de vida en la vejez.* Madrid: Organización de Consumidores y Usuarios, 2005.

7. Millán J.C.: *Principios de geriatría y gerontología*. Madrid: McGraw-Hill, 2006.

8. Mishara, B.L. y Riedel, R.G.: *El proceso de envejecimiento*. 3.ª ed. Madrid: Morata, 2000.

9. Seijas, E.: *Los derechos de las personas mayores*. Madrid: Dykinson, 2004.

Enlaces de interés

- Instituto de mayores y servicios sociales:
  http://www.seg-social.es/imserso/
- Servicio Canario de la Salud:
  http://www.gobiernodecanarias.org/sanidad/scs/3/3_5/3_5_1/_fter_4/prevenc/cuidados3edad.jsp

La geriatría

Unidad 3

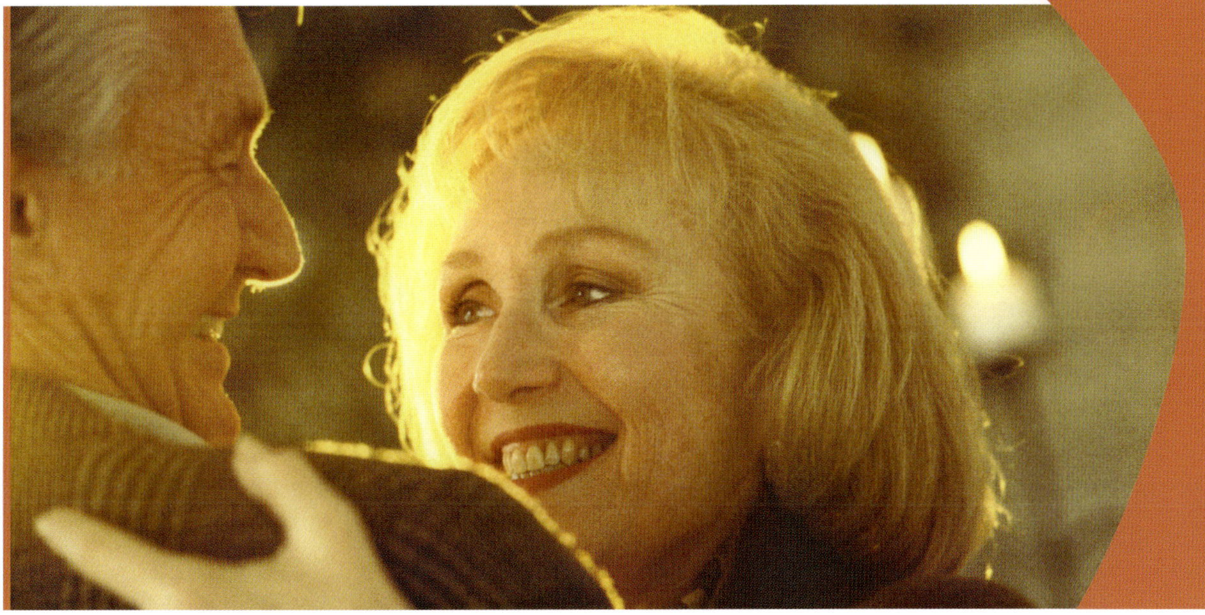

La **geriatría** es el área aplicada de la **gerontología**, que es la ciencia que estudia el proceso de envejecimiento de los seres vivos.

El **envejecimiento** consiste en un proceso de deterioro natural, secuencial, acumulativo y natural del organismo, que proporciona vulnerabilidad ante las agresiones externas.

Los cambios que se sufren y se acumulan alrededor de la vejez predisponen y fomentan la aparición de determinados síndromes y patologías.

La geriatría es la especialidad que se centra en el **diagnóstico**, la **prevención** y el **tratamiento interdisciplinar** de las patologías asociadas a esta etapa vital.

El auxiliar de enfermería en geriatría es uno de los principales componentes del equipo de atención sociosanitaria que, desde una perspectiva clínica, aborda los procesos que pueden afectar a la salud de la persona en la vejez. Por lo tanto, es fundamental que conozca el marco de intervención en el que trabaja y se familiarice con las manifestaciones patológicas de mayor relevancia y frecuencia.

Objetivos de aprendizaje:

- Diferenciar la geriatría de otras áreas de la gerontología y ramas de la medicina.
- Identificar y comprender los objetivos de la geriatría.
- Situar el rol profesional en el marco clínico.
- Proporcionar al alumno un marco que le permita identificar signos y síntomas y relacionar patologías y síndromes.
- Aplicar cuidados en las condiciones higiénico-sanitarias adecuadas.

Mapa conceptual

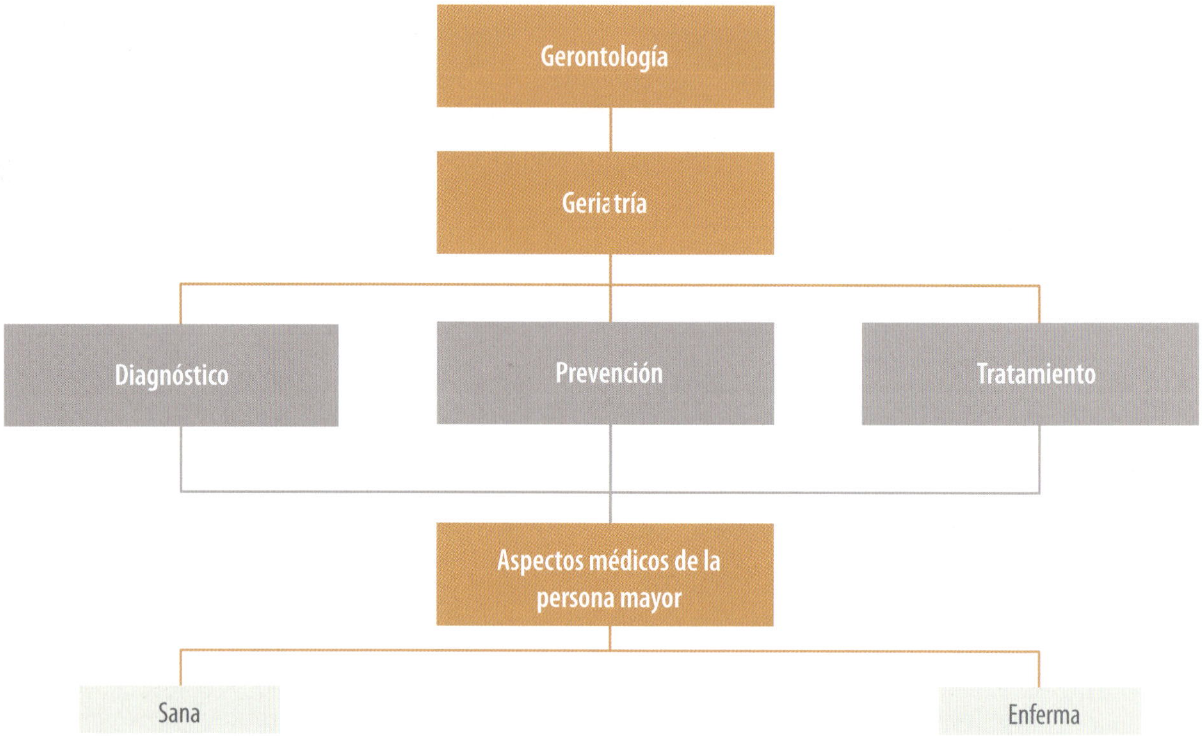

Antes de comenzar reflexiona sobre...

- ¿Geriatría y gerontología quieren decir lo mismo?

  La gerontología es la **ciencia** de la vejez que estudia los **fenómenos del envejecimiento humano**.

  Por otro lado, la geriatría es el área aplicada de la ciencia que aborda los **aspectos médicos de la vejez**.

  Se trata de una rama de la medicina, como la cardiología o la neurología, especializada en la **atención de la persona mayor** en situación de salud o enfermedad. También se conoce como gerontología clínica

- ¿Las necesidades de atención son las mismas para la persona envejecida?

  Uno de los principios en los que se fundamenta la geriatría es en el hecho de que el envejecimiento es un proceso individual. Cada persona envejece de manera diferente a los demás y cada sistema y órgano envejecen a una velocidad diferente.

  Las diferencias en el proceso de envejecimiento de cada persona dependen de múltiples factores y por eso las necesidades de atención siempre serán diferentes y por lo tanto los cuidados individualizados y específicos.

Situación

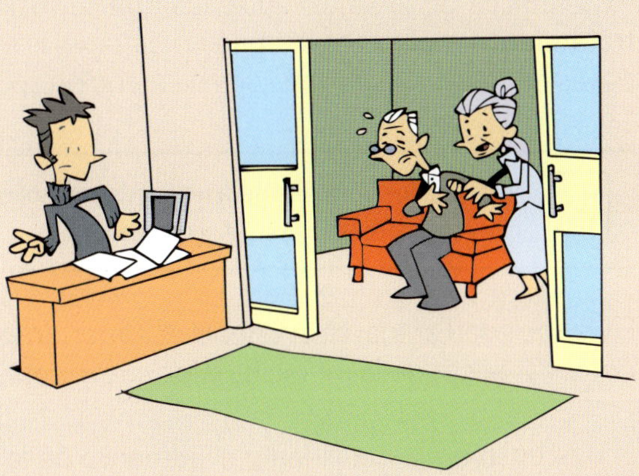

Paco y **Lucía** son un matrimonio de 86 y 87 años de edad residentes de la institución en la que trabaja José.

Paco sufre desde hace tiempo una **bronquitis crónica** que le ha quedado como secuela de sus años de fumador.

Cualquier actividad le causa mucha **fatiga** o una **crisis respiratoria**. Apenas puede caminar y se pasa gran parte del día anclado al sofá de la sala polivalente de su planta.

Lucía pasa las horas junto a Paco **atendiéndole** en todo lo que puede para que no tenga que esforzarse. Siempre está alerta y no se separa de él porque le da miedo que «le dé un ataque». En caso de crisis, quiere que le dé tiempo a avisar a **José** un **auxiliar de enfermería en geriatría** en el que confía mucho.

Estrategia de resolución

José, como profesional, debe explicar a Paco y a Lucía cuál es exactamente el problema al que deben enfrentarse y en qué consiste su labor como auxiliar de la planta.

Aunque el geriatra ya le habrá explicado al matrimonio en qué consiste la enfermedad de Paco, José quiere asegurarse de que lo comprenden. Sólo así podrán tomar entre todos algunas medidas que remedien o alivien su situación y les ayuden a estar más tranquilos.

Para ello es aconsejable que siga estos pasos:

1. Conocer el concepto de **geriatría**.
2. Identificar las **patologías del envejecimiento**, sus signos y síntomas.
3. Identificar los **síndromes geriátricos** más frecuentes.
4. Comprender la función de la **gerocultura** y de la **medicina preventiva**.

1 La geriatría

La **geriatría** o **gerontología** clínica es el área aplicada de la ciencia que aborda los aspectos médicos de la vejez, entre los que se incluyen el **diagnóstico**, la prevención y el **tratamiento** multidisciplinar de las patologías asociadas a esta fase vital de la persona, a través del conjunto de servicios de atención sociosanitaria.

José se dirige al geriatra de la residencia para solicitar una consulta para Paco, ya que las patologías que ésta padece deben ser diagnosticadas.

En la sociedad actual se encuentran importantes cambios demográficos condicionados por los avances de la medicina y los nuevos estilos de vida.

El descenso de la natalidad y el aumento de la esperanza de vida, son dos fenómenos cuya consecuencia inmediata se manifiesta en el incremento de la población envejecida.

Por otro lado, los avances en la medicina han conseguido reducir las tasas de mortalidad y que las enfermedades que en otras épocas causaban la muerte, en la actualidad se tornen crónicas.

La consecuencia directa es clara: cada vez existe un mayor porcentaje de personas mayores, las edades son más avanzadas, se incrementan las tasas de morbilidad y, por lo tanto, las necesidades de atención.

Este fenómeno poblacional hace necesaria la existencia de una disciplina que participe en la atención de los problemas orgánicos, funcionales, mentales y sociales que aparecen en la vejez y que difieren de las necesidades biopsicosociales que surgen en otras etapas vitales.

Glosario

Morbilidad
Tasa o número proporcional de personas que enferman en un sitio y tiempo determinados.

1.1. Concepto de geriatría

La geriatría o gerontología clínica es aquella parte de la ciencia relacionada con los problemas de salud de la persona mayor. Atiende los aspectos clínicos y sociales que afectan a la persona mayor, sana o enferma.

Incluye el diagnóstico, la prevención y el tratamiento multidisciplinar de las patologías asociadas a la vejez. Para ello, persigue adaptar los servicios asistenciales a su principal usuario, la persona mayor, y proporcionar una atención integral que no separe los aspectos sanitarios de los sociales.

Actividades

1. Enumera las actividades que incluye la geriatría o gerontología clínica.

1.2. Historia de la geriatría

El concepto de geriatría fue utilizado por primera vez en 1909 en la obra *Las efermedades del anciano y su tratamiento* de I. L. Nascher en los Estados Unidos. Sin embargo, no es hasta los años treinta cuando nace la geriatría moderna, con los matices de concepción que hoy conocemos, de la mano de M. Warren en Gran Bretaña.

Los primeros profesionales que contribuyeron al desarrollo de la geriatría comenzaron su andadura en la especialidad al comprobar que los enfermos crónicos dependientes ingresados en los hospitales mejoraban su estado de salud tras la aplicación de cuidados clínicos y rehabilitadores.

En **1946** el Nactional Health Service incluye la Geriatría como una **nueva especialidad** médica y el Bamcose Hospital convoca la **primera plaza de médico especialista** en geriatría.

El 12 de julio de **1950** se celebra el primer **congreso internacional de gerontología** en Bélgica. España, junto a otros diez países más, acuden al congreso y constituyen la **Asociación Internacional de Gerontología** (IAG).

En España, los inicios de la geriatría se remontan hasta **1941**, año en el que se crean la **primera cátedra** de geriatría de Europa en la Facultad de Medicina de Valencia y el **primer servicio de geriatría** en Barcelona.

En **1948** se funda la **Sociedad Española de Gerontología y Geriatría** cuyos objetivos aparecen en sus estatutos:

- Fomentar el avance del conocimiento del proceso del envejecimiento humano.
- Agrupar a investigadores y profesionales que estudien y trabajen en cuestiones relacionadas con el mismo.
- Promover acciones dirigidas a mejorar la calidad de vida de las personas de edad avanzada.
- Asesorar y apoyar a los organismos sanitarios y sociales y a instituciones legalmente reconocidas que se ocupen de los problemas sanitarios y sociales de la vejez.
- Diseñar y promover sistemas de atención y formación en geriatría y gerontología.

Treinta años más tarde, en **1978**, se reconoce la especialidad médica de geriatría de manera oficial. Desde entonces, en España miles de geriatras prestan atención sociosanitaria especializada a la persona mayor.

1941	1948	1978
1.ª cátedra de geriatría de Europa en Valencia y 1.er servicio de geriatría en Barcelona	Fundación de la Sociedad española de gerontología y geriatría	Reconocimiento oficial de la especialidad médica de geriatría

Saber más...

Marjorie Warren
Fue la primera enfermera geriátrica que en 1935 demostró que muchos ancianos crónicos e inválidos se recuperaban con cuidados clínicos y rehabilitación. Posteriormente se graduó en Medicina.

1.3. Objetivos de la geriatría

Los principales **objetivos** de la geriatría son:

- **Evitar la aparición de patologías**. Prevenir, promocionar y proteger la salud de la persona mayor es el primer nivel de atención de la geriatría. La educación para la salud a través de los profesionales de atención primaria es un pilar importante para conseguir que el proceso de envejecimiento sea saludable.

- **Evitar la cronicidad patológica**. Con el proceso de envejecimiento el organismo se vuelve vulnerable. La vejez es una etapa de la vida en la que se incrementa la posibilidad de enfermar. Si la patología aparece, las actuaciones se dirigen hacia el tratamiento precoz para evitar los procesos crónicos.

- **Evitar las situaciones de dependencia**. Uno de los objetivos principales de la geriatría es la rehabilitación de la discapacidad en la persona mayor para conseguir el mayor grado de autonomía posible.

- **Valorar de manera integral**. Estudiar de manera global a la persona mayor para detectar las necesidades reales de la persona de salud frágil o enferma permite determinar las prioridades de intervención y facilita la toma de decisiones.

- **Planificar los cuidados y apoyos continuos**. Aunque conseguir la rehabilitación es un objetivo deseable en todos los casos, no siempre es posible. Por eso, la geriatría ofrece una planificación de cuidados continuos que pueda dar cobertura a todas las necesidades detectadas en las diferentes fases de evolución.

1.4. Fundamentos de la geriatría

La geriatría se fundamenta en los siguientes principios:

- El **proceso de envejecimiento** es un **proceso individual**. Cada persona envejece de manera diferente a los demás. Además, cada sistema y órgano envejecen a una velocidad diferente.

  Las diferencias en el proceso de envejecimiento de cada persona dependen de múltiples factores:

- **La genética.**
- **La nutrición.**
- **El entorno social.**
- **El contacto social.**
- **La adaptación al medio.**
- **La ecología.**
- **La personalidad.**
- **La inteligencia.**
- **El comportamiento.**
- **La actividad.**
- **La sanidad.**
- **La higiene.**
- **La escolaridad.**
- **La profesión.**

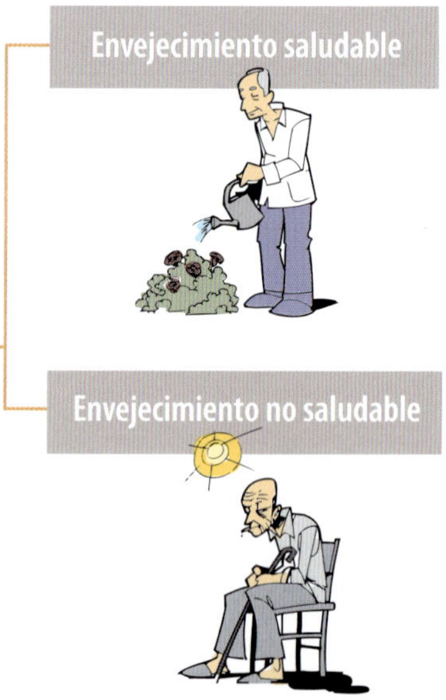

- La **vejez no es sinónimo de enfermedad**. Cuando una persona mayor enferma es por alguna causa justificada. En este sentido, es fundamental diferenciar los cambios que son propios del proceso de envejecimiento de aquellos que son de carácter patológico.

- Existen **factores de riesgo de enfermedad** que se pueden modificar. La prevención y el abordaje de la discapacidad es el principal punto de apoyo para la promoción de la salud en las personas mayores.

- Es frecuente que se manifiesten **varias patologías en la misma persona** (pluripatología). Cada una de ellas deberá tratarse de manera específica.

- Es necesario realizar una **valoración geriátrica integral** de carácter sistemático que estudie y diagnostique la posible pluripatología. Sólo de este modo se podrá diseñar un plan de cuidados específico que se ajuste a las necesidades individuales reales de la persona mayor.

- La persona mayor enferma necesita un **trato especializado** que debe darse por profesionales específicos en entornos determinados.

- La **motivación e implicación** de la persona mayor en su propio proceso es imprescindible para lograr el éxito de la de intervención.

> **Glosario**
>
> **Enfoque holístico**
> Proceso global evolutivo.

1.5. La geriatría y el equipo interdisciplinar

La geriatría persigue la prevención, la promoción, la protección y el cuidado de la salud de la persona mayor desde un enfoque holístico.

Al tratarse de una disciplina que persigue la intervención de los problemas de carácter biopsicosocial en la vejez, se hace imprescindible la participación de diversas disciplinas que puedan atender de manera integral las necesidades de la persona mayor.

El **equipo interdisciplinar** de geriatría se compone de los siguientes profesionales:

- Médico geriatra.
- DUE.
- Auxiliar de enfermería en geriatría.
- Terapeuta ocupacional.
- Fisioterapeuta.
- Trabajador social.

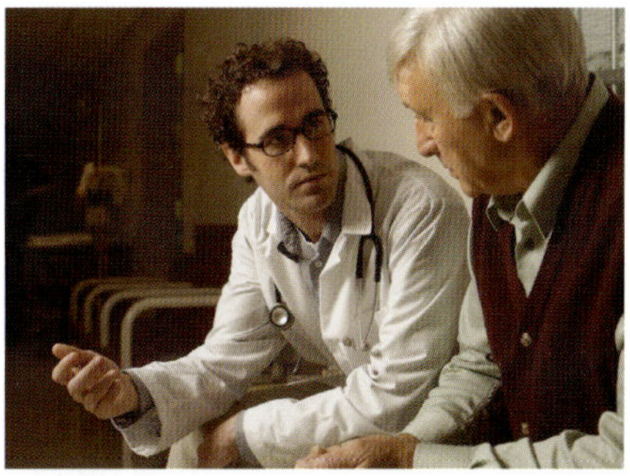

El médico geriatra atiende las necesidades de la persona mayor

Todos ellos trabajan en estrecha colaboración con los médicos de familia y otros profesionales de diferentes servicios de atención especializada.

> Miguel forma parte del equipo multidisciplinar que atiende a Lucía y a Paco, por ello, se encarga de velar por sui bienestar y se preocupa por cubrir sus necesidades.

2 Las patologías del envejecimiento

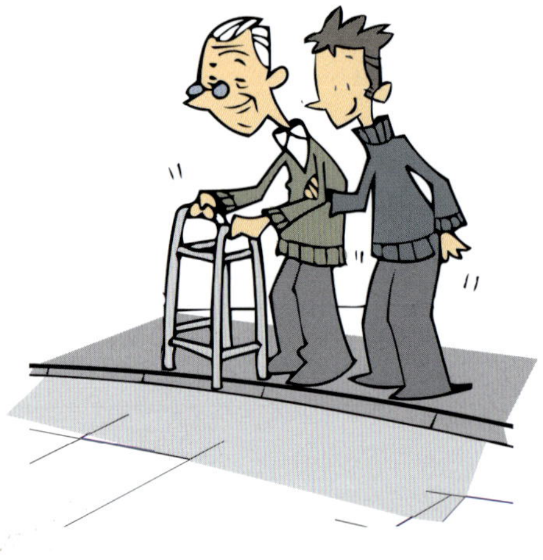

El estado de salud está estrechamente ligado a los estilos de vida, a las condiciones económicas y a las condiciones culturales y sociales, que son muy variables dentro de las diferentes sociedades. La salud y la enfermedad se expresan y están condicionadas por la interacción de la persona con su medio.

Ante la dificultad de definir de una manera absoluta y rígida conceptos tan subjetivos como la salud y la enfermedad, en los últimos tiempos se han desarrollado nuevas ideas que enriquecen la concepción y que apuntan hacia un proceso dinámico, continuo y complejo. En este proceso, los polos se ven representados por las dos categorías y entre ellas se encuentran multitud de situaciones o estados posibles: se trata del proceso salud-enfermedad.

El envejecimiento no tiene un carácter patológico, pero la presencia de este tipo de estados de salud en la vejez cuenta con índices más elevados que en el resto de las etapas de la vida. El paso del tiempo actúa disminuyendo el nivel de competencias del organismo, de manera que se torna vulnerable frente a la presión externa y aumenta la probabilidad de que la persona enferme.

Se calcula que el 81,3% de los hombres y el 87,8% de las mujeres mayores de 65 años padecen algún tipo de enfermedad crónica. En el caso de que ésta produzca alguna incapacidad, se generará una situación de dependencia de variada gravedad que traerá consigo complicadas consecuencias.

Idea clave

El 81,3% de los hombres y el 87,8% de las mujeres mayores de 65 años padecen algún tipo de enfermedad crónica.

José debe profundizar en las manifestaciones patológicas con las que se puede encontrar en su trabajo diario en la residencia y, concretamente, en el caso de Paco.

Existen una serie de **patologías** que se dan con mayor frecuencia en la vejez y que se estudian y tratan a través de la gerontología y la geriatría.

Son importantes los diagnósticos precoces, la prevención y el abordaje adecuado y acorde a las características del estado de salud, de la persona y de las circunstancias que rodean el proceso.

Las patologías que provocan **mayor incapacidad** son las que por sus características tienen importantes repercusiones que afectan directamente a la funcionalidad y a la calidad de vida de la persona. Este grupo de patologías tiende a incapacitar y colocar a la persona en una situación de dependencia de gravedad variable. **Entre las patologías que producen una mayor incapacidad** se encuentran:

- Las enfermedades orgánicas avanzadas: insuficiencias cardíacas, enfermedad pulmonar obstructiva crónica (EPOC).
- Los cuadros neurológicos: enfermedad de Parkinson.
- Las patologías cardiovasculares: accidente cerebrovascular agudo (ACVA).
- Las enfermedades osteoarticulares: artritis, artrosis, osteoporosis.

Entre las patologías con mayor índice de prevalencia se encuentran:

Los reumatismos.
Los procesos cardiovasculares.
La hipertensión.
La diabetes mellitus.
Afecciones del aparato respiratorio.
Afecciones de la próstata.

Por último, cabe destacar el grupo de los **síndromes** (conjunto de signos y síntomas) que con mayor frecuencia aparecen relacionados con la vejez, y cuya aparición puede generar altos grados de dependencia en el usuario y en la familia. Son los siguientes:

El síndrome de inmovilismo.	La deshidratación y la malnutrición.
Las caídas y el síndrome post-caída.	El estreñimiento.
La deprivación sensorial.	La incontinencia de esfínteres urinario y fecal.
El deterioro cognitivo.	Las úlceras por presión (UPP).
La depresión y la ansiedad.	
La iatrogenia.	

2.1. La insuficiencia cardíaca

La insuficiencia cardíaca es un trastorno del aparato cardiovascular caracterizado por alteraciones de la función ventricular que reducen la longevidad.

2.1.1. La clasificación de las insuficiencias cardíacas

Las insuficiencias cardíacas (IC) se clasifican en función de:

- El origen de la disfunción:
  - **IC sistólica**. La alteración se localiza en la eyección. Es característica la cardiomegalia.
  - **Disfunción ventricular sistólica asintomática**. Es una disfunción latente. Hace referencia a una etapa asintomática en la que comienzan a producirse las alteraciones que conducen al deterioro.
  - **IC diastólica**. La alteración se localiza en el llenado ventricular.
- Las consecuencias funcionales:
  - **Clase funcional I**. No existe limitación de la actividad física. Sin presencia de síntomas.
  - **Clase funcional II**. Existe una ligera limitación en la actividad física. Presencia de disnea con esfuerzos de carácter intenso.
  - **Clase funcional III**. Existe una limitación importante en la actividad física. Presencia de disnea intensa.
  - **Clase funcional IV**. Existe una limitación completa para la actividad física. Presencia de disnea en situación de reposo o ante la realización de cualquier esfuerzo.

Idea clave

Los reumatismos y la hipertensión se encuentran entre las patologías con mayor índice de prevalencia en los mayores.

Glosario

Iatrogenia
Alteración del estado del paciente provocada por el médico.

Cardiomegalia
Agrandamiento anormal del corazón.

Disnea
Dificultad para respirar.

2.1.2. Las manifestaciones clínicas

Las manifestaciones clínicas de la insuficiencia cardíaca son:

- Anomalías de la función ventricular.
- Anomalías de la regulación neurohormonal.
- Intolerancia a la actividad física con disnea.
- Retención de líquidos.

2.2. El accidente cerebrovasuclar

El accidente cerebrovascular (ACV) es un conjunto de manifestaciones clínicas neurológicas que aparecen de manera brusca como consecuencia de la alteración en la circulación cerebral.

2.2.1. La clasificación de los ACV

Los accidentes cerebrovasculares se clasifican en:

- **Accidente isquémico transitorio**: tiene recuperación completa durante las 24 horas siguientes.
- **Infarto cerebral**: produce un déficit que dura más de 24 horas.

Infarto cerebral isquémico	Se obstruyen las arterias. • De manera parcial: embolia. • De manera completa: trombosis.
Infarto cerebral hemorrágico	Se rompe la pared de las arterias y se produce la salida de sangre.

Glosario

Embolia
Obstrucción de un vaso sanguíneo que impide la circulación a un vaso más pequeño.

Trombosis
Formación de un trombo, coágulo de sangre, en un vaso sanguíneo.

2.2.2. Las manifestaciones clínicas más frecuentes

Las manifestaciones clínicas que presentan los ACV son las siguientes:

- Parálisis o debilidad de segmentos corporales.
- Alteraciones del movimiento.
- Alteraciones en la posición. Deformidades.
- Trastornos de la sensibilidad.
- Trastornos en la comunicación.
- Alteraciones en las capacidades mentales, emocionales y del comportamiento.

2.3. La enfermedad de Parkinson

La enfermedad de Parkinson es una patología del sistema nervioso que aparece en los años intermedios y avanzados de la vida. Se observa la pérdida de neuronas en la sustancia negra del cerebro.

2.3.1. Las manifestaciones clínicas

Las manifestaciones clínicas más frecuentes son el temblor de reposo, la rigidez, la acinesia, los trastornos de la marcha, los trastornos vegetativos y los neuropsicológicos.

- **Temblor de reposo**. El temblor afecta a las manos. Disminuye con el movimiento voluntario y aumenta con el sueño, la fatiga y las emociones.
- **Rigidez**. Aparece resistencia cuando se movilizan los segmentos corporales. Las articulaciones van cediendo poco a poco, por eso se llama «rigidez en rueda dentada».
- **Acinesia o bradicinesia**. Dificultad para iniciar y realizar movimiento. Se manifiesta en la pérdida del balanceo de brazos durante la marcha, en la inexpresividad de la cara, la lentitud al hablar y los trastornos de escritura (la letra tiene un tamaño muy pequeño).
- **Trastornos de la marcha**. Durante la marcha la persona camina con el tronco inclinado hacia adelante, da pasos cortos y rápidos y se detiene al encontrar obstáculos (bloqueos).
- **Trastornos vegetativos**. Se incrementa la sudoración, aparecen alteraciones en la temperatura corporal y en la tensión arterial.
- **Trastornos neuropsicológicos**. Es frecuente la depresión, el deterioro cognitivo, las alteraciones del sueño, la disminución del apetito y la fatiga física y mental.

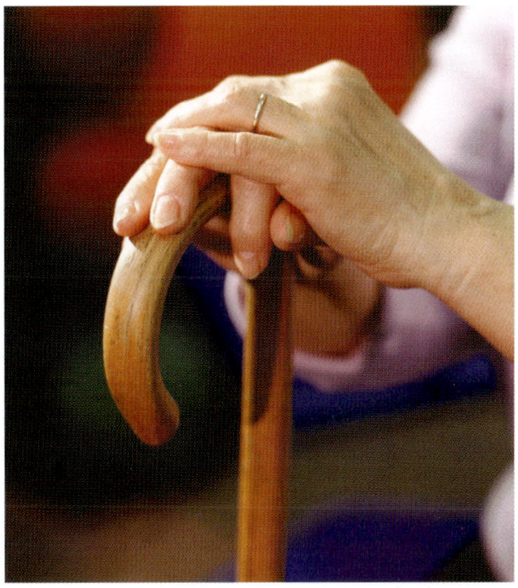

La marcha puede verse afectada por la enfermedad de Parkinson

Actividades

2. Une con flechas las manifestaciones clínicas con la patología a la que van asociadas.

1. Trastornos en la comunicación.
2. Retención de líquidos.
3. Anomalías de la función ventricular.
4. Acinesia o bradicinesia.
5. Trastornos vegetativos.
6. Intolerancia a la actividad física con disnea.
7. Trastornos de la marcha.
8. Deformidades.

a. Insuficiencia cardíaca.

b. Accidente cerebrovascular.

c. Enfermedad de Parkinson.

2.4. Las enfermedades osteoarticulares

Las enfermedades osteoarticulares son patologías que aparecen como consecuencia del proceso de envejecimiento. Afectan a los huesos y a las articulaciones.

Las patologías osteoarticulares de mayor incidencia son la artrosis y la artritis.

2.4.1. La artrosis

Es una enfermedad degenerativa que se caracteriza por el **deterioro** de las superficies de las articulaciones.

Afecta con mayor frecuencia a las articulaciones de la **columna**, las **caderas**, las **rodillas** y los **dedos**.

Las **manifestaciones clínicas** que presenta la enfermedad de artritis son las siguientes:

- Dolor que mejora con el reposo.
- Limitaciones para moverse.
- Inflamación y contracturas musculares.
- Deformidades articulares y crujidos.

2.4.2. La artritis

Es una enfermedad caracterizada por la **inflamación** de las articulaciones. Afecta con mayor frecuencia a las articulaciones de las **manos**.

Las **manifestaciones clínicas** que presenta la artritis son:

- Dolor que mejora con el movimiento.
- Inflamación de la articulación.
- Tumefacción y rigidez matutina.
- Deformidades.

Glosario

Tumefacción
Efecto de hincharse.

Enfisema
Trastorno por el que los alvéolos se hinchan.

2.5. La enfermedad pulmonar obstructiva crónica

La enfermedad pulmonar obstructiva crónica (EPOC) es un proceso que se caracteriza por la dificultad para permitir el paso de aire por las vías respiratorias. Se relaciona con el hábito de fumar y la polución del ambiente, entre otras.

La obstrucción puede deberse a:

- Bronquitis crónica.
- Enfisema.

2.5.1. Las manifestaciones clínicas

La manifestación clínica más frecuente es la disnea o dificultad respiratoria.

La dificultad respiratoria tiene como consecuencias:

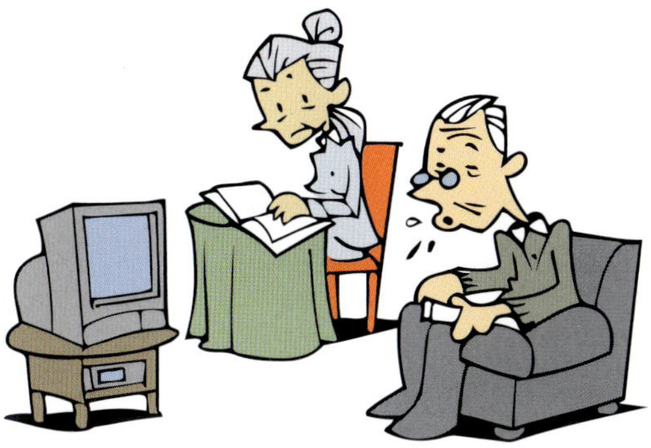

- Fatiga.
- Reducción de la movilidad y de la marcha.
- Reducción de la capacidad funcional y el nivel de actividad.
- Pérdida de la autoestima.
- Trastornos del ánimo.
- Alteraciones en las relaciones sociales.

2.6. Los trastornos del ánimo

Los trastornos del ánimo son un conjunto de alteraciones afectivas diversas.

Se manifiestan a través de las funciones fisiológicas, los sentimientos, las sensaciones y la conducta de la persona.

2.6.1. La clasificación de los trastornos y sus manifestaciones clínicas

Los trastornos del ánimo que con mayor frecuencia se asocian a las personas mayores son los de tipo depresivo.

Los **trastornos depresivos**. Pueden presentar síntomas de intensidad y duración variable relacionados con la tristeza, el desinterés, las alteraciones del apetito y del peso corporal, los trastornos del sueño, la agitación o enlentecimiento motor, la pérdida de energía, la disminución de la capacidad de atención y concentración, los sentimientos de inutilidad y los pensamientos de muerte y suicidio recurrentes. Pueden ser:

- Depresión mayor.
- Depresión menor.
- Distimia.
- Trastorno depresivo no especificado.
- Otros trastornos del ánimo.
- Trastorno debido a una enfermedad médica.
- Trastorno inducido por sustancias (fármacos, tóxicos, etc.).

Glosario

Distimia
Trastorno afectivo de carácter depresivo leve.

3 Los síndromes geriátricos

Envejecer no es sinónimo de enfermar. A medida que los años pasan se producen modificaciones en los diferentes órganos y sistemas, de manera que se es más susceptible de padecer una infección, alteración o enfermedad. Una vez que haya aparecido la enfermedad es importante un control e información acerca de la misma, adecuados para disminuir las secuelas, limitaciones y complicaciones que pueda generar.

Es fundamental tener una imagen global de las afecciones que con más frecuencia aquejan al anciano, sus factores de riesgo y el tratamiento que debe seguir. El profesional que atiende a la persona mayor en situación de dependencia es un buen agente de salud, capaz de detectar problemas potenciales y realizar una labor educativa.

3.1. La hipertensión arterial

La tensión arterial es la presión que ejerce la sangre en las paredes de las arterias cuando circula. La presión arterial tiene dos cifras: la máxima y la mínima.

3.1.1. Los valores de la presión arterial

La presión arterial **máxima**: también llamada sistólica, es la presión con la que el corazón bombea la sangre al resto del cuerpo. Los valores son éstos:

- La presión arterial **mínima**: también llamada diastólica, es la resistencia que presentan las arterias y los vasos sanguíneos cuando el corazón se relaja
- La **hipertensión** arterial se produce cuando las cifras de la presión arterial se sitúan por encima de los valores normales.

Grupo de personas	Valores normales	Valores alterados
Adultos menores de 40 años	Hasta 140/90 mm de Hg	> Valores normales = hipertensión < Valores normales = hipotensión
Adultos entre 40-60 años	Hasta 140/95 mm de Hg	
Ancianos	Hasta 160/90 mm de Hg	

Las **recomendaciones** para el auxiliar son las siguientes:

- Reducir la sal y las grasas en la dieta de la persona mayor a la que se cuida.
- Ayudar a la reducción de peso en caso de obesidad.
- Incrementar el consumo de potasio en la alimentación (se puede encontrar en la fruta y la verdura).
- Intentar que se elimine o reduzca el consumo de alcohol y de tabaco.
- Incrementar el aporte de líquidos durante el día y fomentar la realización de ejercicio.

3.2. Las úlceras por presión

La presión prolongada sobre una zona corporal genera dificultad circulatoria y origina el deterioro de los tejidos. La lesión que se produce se denomina úlcera por presión.

3.2.1. Localización

Las úlceras por presión se localizan fundamentalmente en las zonas de prominencias óseas en función de la posición mantenida.

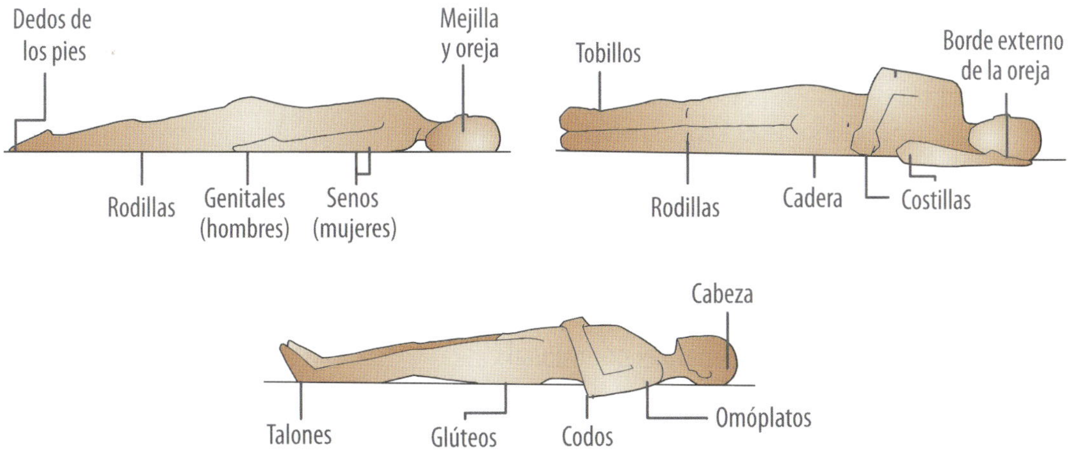

3.2.2. Recomendaciones para el profesional

El profesional debe tener en cuenta, a la hora de evitar la presencia de úlceras por presión en la piel de la persona mayor de la que se encarga, las siguientes recomendaciones:

- Vigilar la piel de la persona a la que se cuida e identificar enrojecimientos.
- Apoyar la realización de una higiene cuidadosa.
- Eliminar la presión de la persona encamada realizando cambios de posición cada 2 o 3 horas durante el día, y 3 o 4 durante la noche.
- Eliminar la presión de la persona que utiliza silla de ruedas con cojines, manteniendo una correcta postura y con técnicas de alivio de presión.
- Realizar masajes supervisados por el fisioterapeuta.
- Aportar una dieta rica en proteínas y vitamina C. Hidratar por dentro (con agua y gelatinas) y por fuera (con cremas y aceites).
- Evitar la ropa y el calzado que produzcan presión o fricción en la piel.
- Consultar al enfermero cómo tratar las úlceras localizadas.
- Utilizar elementos de descarga (colchones, almohadas, toallas, etc.).

3.3. Las alteraciones del sueño

El sueño permite descansar de la actividad física y mental de cada día.

3.3.1. Consecuencias de las alteraciones del sueño

La falta de cantidad y calidad en el sueño puede producir:

- Cansancio, fatiga o pérdida de energía.
- Somnolencia.
- Dificultades de atención, concentración y memoria.
- Sensación de pesadez y pérdida de reflejos.
- Dolores musculares en las extremidades.
- Alteraciones emocionales.

Glosario

Somnolencia
Pesadez y torpeza que genera la falta de sueño.

3.3.2. Recomendaciones para el profesional

Los consejos que el profesional debe seguir para tratar las alteraciones del sueño son:

- Identificar la causa por la que la persona duerme mal.
- Preguntar al médico por el consumo de medicamentos.
- Acondicionar el entorno y cuida los factores ambientales.
- Evitar el consumo de excitantes y las cenas abundantes.
- Proporcionar apoyo ante las preocupaciones y la tristeza.
- Mantener los hábitos de sueño y evitar las cabezadas entre horas.
- Hacer que se utilice la cama sólo para dormir y evitar que la persona permanezca en ella despierta durante mucho tiempo.
- Fomentar la actividad física y la relajación.

3.4. La inactividad y la tristeza

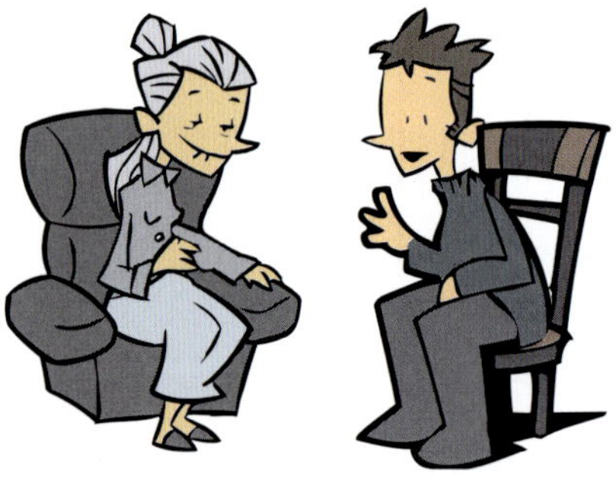

La inactividad que suele presentar una persona en situación de dependencia con frecuencia se acompaña de sentimientos de tristeza.

La tristeza a su vez incrementa las sensaciones negativas, la falta de motivación para realizar actividades y, por lo tanto, la necesidad de cuidados.

3.4.1. Recomendaciones para el profesional

Ante las manifestaciones de inactividad y tristeza en la persona mayor a la que se atiende, hay que seguir estas indicaciones:

- Ayudar la persona mayor a sentirse protagonista de su propia vida. Dejar que tome decisiones que afecten a su alimentación, higiene, ocio, etc.
- Permitir que comparta responsabilidades en su proceso terapéutico y que asuma otras relacionadas con los aspectos de la vida diaria.
- Fomentar los sentimientos de utilidad.
- Tratar de favorecer las relaciones personales.
- Escuchar y conversar con interés y coherencia.
- Evitar presionar y reprochar actitudes.
- Proponer alternativas de ocio que le interesen.
- Consultar con los especialistas ante situaciones de gravedad considerable.

3.5. El síndrome de inmovilismo

El envejecimiento conlleva ciertos cambios que aunque predisponen el inmovilismo de la persona mayor, no lo producen. Es uno de los síndromes que más afecta al profesional.

3.5.1. Las causas de inmovilismo

Existen múltiples causas que pueden favorecer el síndrome de inmovilismo. Es importante estar atento para que poder evitarlo.

Las causas más frecuentes son: el dolor, el estreñimiento, las patologías de los huesos, los músculos y las articulaciones, las patologías cardiovasculares, las patologías neurológicas, los trastornos sensoriales, los trastornos depresivos, los fármacos sedantes, la incontinencia urinaria, las alteraciones cognitivas y las úlceras por presión.

3.5.2. Recomendaciones para el profesional

- Es mejor prevenir y actuar a tiempo, pues la progresión del inmovilismo puede ser muy lenta.
- Fomentar el rol activo y evitar la sobreprotección.
- No reducir sus esfuerzos por moverse.
- Animar a la actividad física.
- Fomentar y apoyar cualquier tipo de movimiento.
- Realizar cambios posturales cada vez que sea necesario.
- Proporcionar un entorno seguro.
- Utilizar ayudas técnicas para fomentar la autonomía personal.

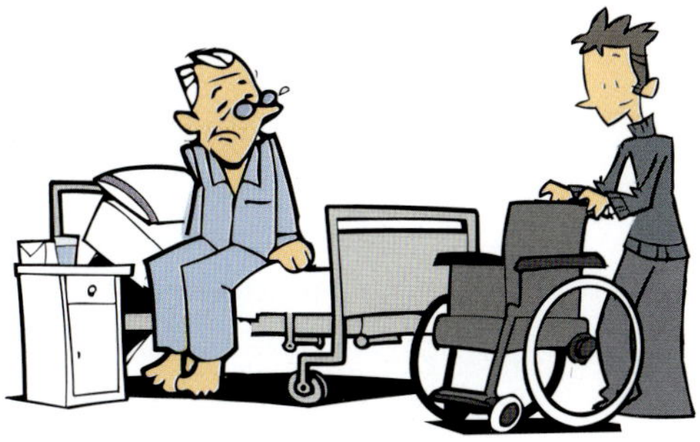

3.6. La incontinencia urinaria

La incontinencia urinaria es la pérdida involuntaria de orina de forma regular. Puede causar problemas psicológicos, higiénicos y sociales.

3.6.1. Los tipos de incontinencia

Los tipos de incontinencia que existen son los siguientes:

- Incontinencia urinaria aguda: aparece bruscamente y dura menos de tres semanas.
- Desaparece con el tratamiento de la causa.
- Incontinencia urinaria persistente: dura más de tres semanas y puede ser de varios tipos:
    - De esfuerzo.
    - De urgencia.
    - Por rebosamiento.
    - Funcional.

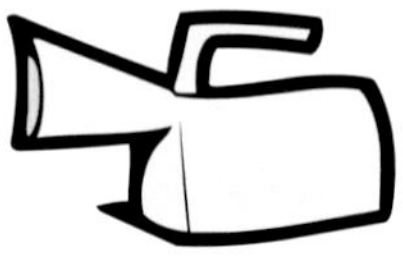

Botella

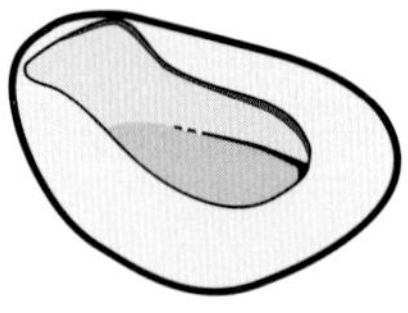

Cuña

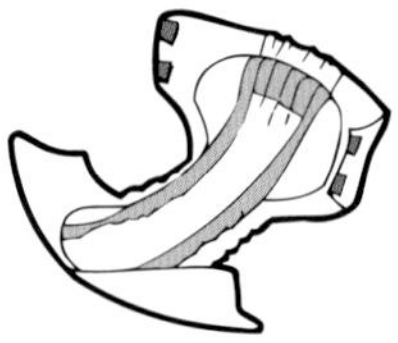

Pañal

3.6.2. Recomendaciones para el profesional

El profesional debe vigilar la aparición de los siguientes síntomas de alerta: la persona mayor es incapaz de esperar tras el deseo de orinar; no tiene sensación de vejiga llena o de estar orinando; acude pocas veces al servicio; se le escapan unas gotas de orina en la ropa interior; no es capaz de parar la orina o, en el caso de la mujer, tiene excesiva sequedad vaginal. Ante estos síntomas el procedimiento que debe seguir es:

- Consultar al médico cómo prevenir los problemas de incontinencia.
- Si la incontinencia ya ha aparecido, preguntar cuál es el tratamiento más adecuado y seguir las pautas de los profesionales.
- Evitar el pañal antes de que sea necesario, se fomentará la incontinencia.
- Intentar prevenir las úlceras manteniendo una higiene rigurosa de la zona, la piel seca e hidratada.
- Aportar 1,5 litros de líquido, si no hay contraindicación, y ofrecer zumos que tengan vitamina C (protege de las bacterias y evita infecciones).

3.7. El estreñimiento

El hábito intestinal puede variar de una persona a otra: la edad, la alimentación, el sedentarismo y otros factores pueden determinar las diferencias. En el adulto la frecuencia de evacuación puede variar de 2 o 3 veces al día a 2 o 3 veces por semana. Cuando la eliminación de heces es menos frecuente de lo habitual, hablamos de estreñimiento.

Las causas pueden estar relacionadas con la alimentación, la reducción del aporte de líquidos, el sedentarismo, la supresión brusca del tabaco o el efecto de determinados fármacos.

3.7.1. Las manifestaciones clínicas

Las **manifestaciones clínicas** más frecuentes en una persona mayor con estreñimiento son, entre otras:

- Sensación de estómago lleno e indigestión.
- Dolores de cabeza.
- Malestar general.
- Evacuación de heces pequeñas y duras.

3.7.2. Recomendaciones para el profesional

El profesional debe tener en cuenta una serie de recomendaciones para evitar el estreñimiento en la persona mayor a la que atiende. Son las siguientes:

- Animar la realización de ejercicio, de ese modo se mejora el movimiento intestinal.
- Proporcionar una dieta rica en fibra.
- Asegurar la ingesta de unos 2 litros de líquidos.
- Fomentar el hábito de la defecación a través de eliminaciones programadas.
- Consulta al enfermero cómo entrenar a la persona.
- No administrar laxantes ni enemas que no estén indicados por el médico.

3.8. La diabetes *mellitus*

La diabetes *mellitus* es un síndrome caracterizado por el incremento de la glucosa en sangre. Existen dos tipos de diabetes:

- La **primaria**, cuya causa se desconoce.
- La **secundaria**, que se debe a enfermedades endocrinas y del páncreas.

3.8.1. Las manifestaciones clínicas

Las **manifestaciones clínicas** más frecuentes son, entre otras:

- Incremento de la glucosa en sangre (hiperglucemia).
- Incremento de la glucosa en la orina (glucosuria).
- Incremento de las micciones (poliuria).
- Incremento de la necesidad de ingesta de alimentos (polifagia).
- Obtención de la energía de los lípidos (lipólisis).
- Complicaciones: lesión de vasos sanguíneos, edemas, alteraciones en la piel y en los ojos, pequeñas trombosis, etc.

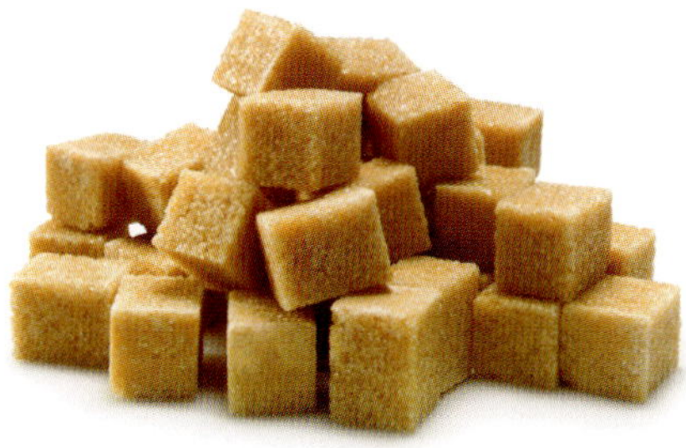

El consumo de azúcar debe ser muy controlado

3.8.2. Recomendaciones para el profesional

Es muy importante preguntar al médico por la medicación más adecuada. De esta forma, habrá que:

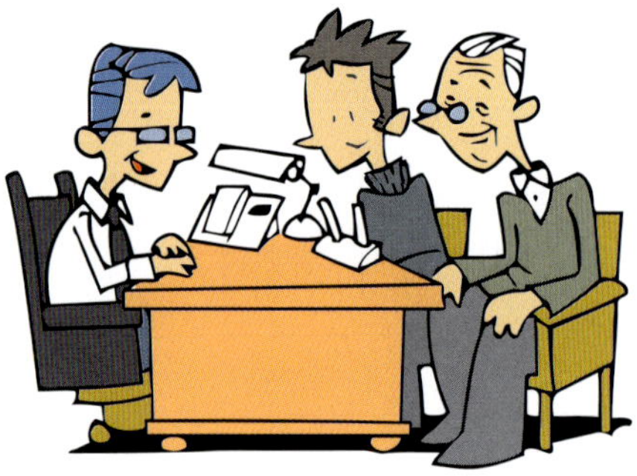

- Informarse y formarse sobre el tratamiento y las formas de administración. No hay que dudar en recurrir al enfermero.
- Consultar cuál es la dieta recomendable para la persona mayor.
- Educar a la persona mayor para el autocontrol de los hábitos. Fomentar el ejercicio físico.

3.9. Las caídas

Las repercusiones de una caída siempre son importantes. Las consecuencias suelen ser lesiones que incapacitan y son el origen de una cadena de desastres.

3.9.1. Las causas que producen una caída

Las causas que con mayor frecuencia pueden producir una caída son:

- Los trastornos de la marcha.
- Las deformidades del pie.
- Las alteraciones del equilibrio.
- Las alteraciones sensoriales.
- Los efectos sedantes de determinados fármacos o la interacción entre varios.
- Algunas patologías: vértigos, artrosis, síncopes, hipoglucemia, etc.
- Barreras arquitectónicas: suelos resbaladizos, cables, exceso de objetos, etc.
- Malos hábitos: cambios bruscos de posición, caminar sin encender la luz, subir o bajar escaleras sin apoyos, utilizar zapatos inadecuados, uso de ayuda técnica mal prescrita, etc.

3.9.2. Recomendaciones para el profesional

Ante una caída, el profesional debe seguir una serie de recomendaciones. Son las siguientes:

- Tratar de mantener la calma y tranquilizar a la persona mayor que se ha caído.
- Valorar las lesiones y el dolor.
- Pedir ayuda y evitar complicar la situación. Si tiene dudas, no debe moverlo y procederá a taparlo hasta que llegue el servicio de urgencias.

3.10. El deterioro cognitivo

Las formas clínicas en las que se puede manifestar el deterioro cognitivo son el síndrome confusional agudo y la demencia.

3.10.1. El síndrome confusional agudo

El síndrome confusional agudo es un conjunto de alteraciones cognitivas que aparece de manera brusca, y desaparece al tratar la causa.

Las causas pueden ser el dolor, el efecto de un fármaco o droga, las infecciones, la reducción del riego sanguíneo, la fiebre, la impactación fecal o la falta de vitamina B12, las lesiones cerebrales, etc.

Glosario

Delirios
Confusiones mentales que se caracterizan por alucinaciones, pensamientos absurdos e incoherencia.

Las **manifestaciones clínicas** de esta patología son las siguientes:

- Desorientación.
- Alucinaciones.
- Delirios.
- Agitación y trastornos de conducta

Las **recomendaciones** para el profesional si encuentra con un cuadro confusional agudo son:

- Procurar no asustarse y actuar con calma.
- Tratar de tranquilizar a la persona mayor.
- Acudir al servicio de urgencias para que trate la causa.
- Aportar toda la información necesaria que pueda ayudar a identificar la causa que ha generado el síndrome.

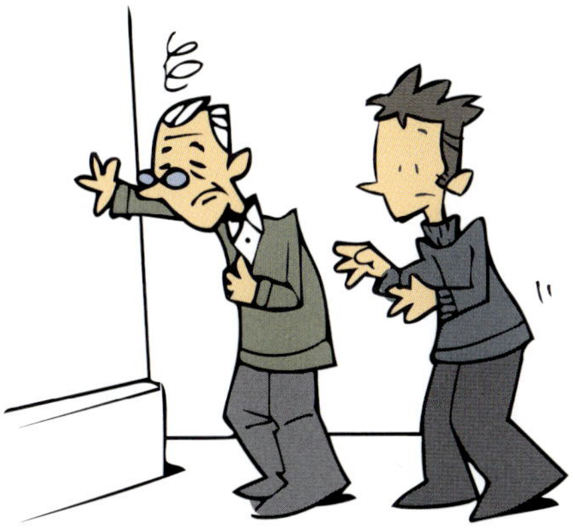

Las forma clínica más grave en la que se manifiesta el deterioro cognitivo es la **demencia**.

Actividades

3. Une con flechas las recomendaciones para el profesional con los síndromes geriátricos a los que están asociadas.

1. Realizar masajes supervisados por el fisioterapeuta.
2. Evitar el consumo de excitantes.
3. Asegurar la ingesta de 2 l de líquidos.
4. Proporcionar una dieta rica en fibra.
5. Utilizar elementos de descarga.
6. Fomentar la relajación.
7. Proporcionar una dieta rica en proteínas y vitamina C.

a. Úlceras por presión.

b. Alteraciones del sueño.

c. Estreñimiento.

3.10.2. La demencia

La demencia es un síndrome que se caracteriza por la disminución de las capacidades mentales.

Existen numerosas causas que pueden provocar una demencia: la enfermedad de Alzheimer, de Parkinson y de Pick, los accidentes cerebrovasculares, etc.

Las **manifestaciones clínicas** de esta enfermedad son:

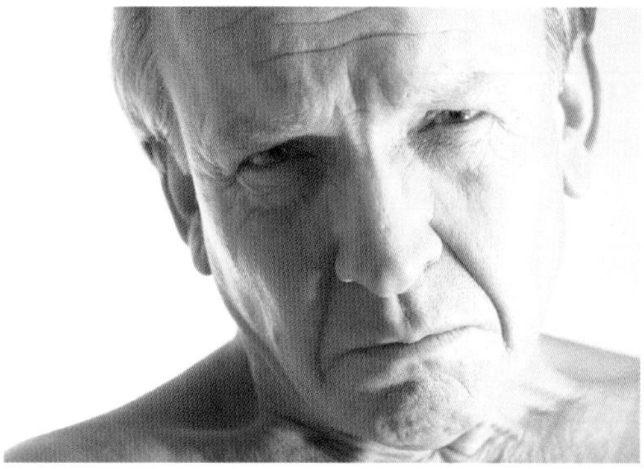
La demencia dificulta la facultad de recordar

- Deterioro cognitivo que se manifiesta con:
  - Dificultades para memorizar y recordar.
  - Dificultad para realizar gestos (apraxia).
  - Dificultad para expresarse o comprender el lenguaje (afasia).
  - Dificultad para planificar, organizarse, secuenciar, etc.
- Alteraciones en el ámbito laboral, social y familiar.
- Pérdida progresiva de la autonomía personal.

Las mejores **recomendaciones** para el profesional son éstas:

- Informar sobre los síntomas de la demencia y su abordaje.
- Adaptar el entorno para hacerlo más seguro y funcional.
- Pedir ayuda al resto de la familia para que apoyen en los cuidados.
- Buscar alternativas para conseguir la comunicación entre ambos.
- Proporcionar afecto y tranquilidad.

3.11. Los trastornos psicológicos y de la conducta

Los trastornos de conducta son alteraciones del comportamiento. Es importante conocerlos para identificarlos y poder informar a los especialistas, pues generan dependencia y constituyen uno de los principales problemas para la convivencia familiar.

3.11.1. Los tipos de trastornos

Los trastornos de aparición más frecuente son:

- Los **delirios**: creencias falsas que no se corresponden con la realidad, como pensar que hay un complot en su contra.
- Las **alucinaciones**: percepciones sensoriales erróneas que no se corresponden con la realidad. Las más frecuentes suelen ser las alucinaciones visuales y auditivas.
- Los **cambios de humor**: alteraciones bruscas en los sentimientos y emociones. Se manifiestan en forma de ansiedad, reacciones catastróficas, labilidad emocional (tan pronto está eufórico como llora).

- La **agitación**, la **agresión**, los **enojos** y la **ira**: un estado de ansiedad elevado que se manifiesta con hiperactividad, confusión, gritos, cólera, etc.
- Las **alteraciones de la personalidad**: modificaciones en las cualidades y características de la persona.
- Las **esterotipias** y las **alteraciones en la actividad psicomotora**: manifestaciones de inquietud, de deambulación sin rumbo fijo, comportamientos repetitivos, seguimiento del profesional, etc.
- Las **alteraciones del sistema vegetativo**: alteraciones en la conducta alimentaria, sexual y en el sueño, fundamentalmente.
- **Apatía** e **indiferencia**: comportamientos pasivos en los que la persona se distancia del profesional y el resto del entorno social.
- **Negación**, **quejas** e **insultos**: reacciones negativas y desadaptadas en las que la persona acusa, insulta y agrede, fundamentalmente, al cuidador principal.

Los trastornos psicológicos y del comportamiento tienen un tratamiento individual, pues lo que es efectivo para una persona, puede no serlo para otra.

Idea clave

La diferencia entre un psicólogo y un psiquiatra radica en que el psicólogo es el especialista que estudia los procesos mentales de las personas; por el contrario, el psiquiatra, es el médico especializado en las enfermedades mentales.

3.11.2. Recomendaciones para el profesional

El profesional tiene que tener paciencia y pensar que los trastornos de conducta son consecuencia de la situación de dependencia o los síntomas de enfermedad. Por ello debe:

- Analizar cuándo y dónde aparece el trastorno, así como qué sucede antes, durante y después de la alteración del comportamiento. Es posible que se encuentren similitudes y se descubran causas y patrones repetitivos.
- Acudir al psiquiatra y al psicólogo para que informen y ayuden en el manejo de los trastornos.
- Supervisar la medicación prescrita e informar de la evolución.
- Implicar al resto de familiares para que puedan intervenir todos de la misma manera ante el mismo problema.
- Simplificar y estabilizar el entorno de la persona para evitar problemas.
- Ser comprensivo y tolerante. Evitar los enfrentamientos.
- Tratar de respetar y de generar respeto.
- Fomentar la autonomía personal en entornos de riesgos controlados.
- Mostrar afecto y sentido del humor.
- Adaptarse todo lo que se pueda a la situación sin descuidar la salud e intentando minimizar el estrés.

Actividades

4. Enumera algunas de las manifestaciones clínicas de los trastornos psicológicos y de la conducta.

4 La gerocultura

Una de las ramas de la ciencia social que estudia el envejecimiento es la gerocultura. Hace referencia a los **hábitos y estilos de vida** de la persona mayor y los relaciona con el nivel de calidad de vida que poseen.

Concibe a la persona mayor desde un enfoque holístico y considera que el rol que adquiere en su vida y en su propio proceso de envejecimiento es fundamental para la evolución de su salud.

La gerocultura fomenta la participación de la persona mayor en la sociedad en la que está integrada y propone actividades de carácter pedagógico y cultural dirigidas a conseguir la promoción de la salud y el incremento de la calidad de vida.

La educación de la persona mayor representa para la gerocultura un pilar básico para preparar a la persona de cara a la vejez. El enfoque preventivo del envejecimiento sitúa a la persona mayor como agente activo de su propio proceso de salud y conlleva la preparación de la persona para enfrentarse a los problemas que pueden sobrevenir.

Las actividades geroculturales proporcionan información a los mayores sobre su propio proceso de envejecimiento y desarrollan habilidades adaptativas y de afrontamiento más saludables. La educación y la satisfacción que genera la adquisición de conocimientos consiguen en el mayor:

- Fomentar una actitud positiva y abierta ante la forma de afrontar el envejecimiento.
- Generar y satisfacer inquietudes.
- Prevenir el deterioro de las capacidades funcionales y cognitivas.
- Cambiar actitudes desadaptativas y desarrollar actitudes saludables.
- Disminuir el grado de ansiedad de las personas con posible deterioro físico, cognitivo o social.
- Promover la comunicación, la interacción y la participación social.
- Potenciar la autonomía integral de la persona e incrementar los sentimientos de utilidad.
- Manejar y controlar los procesos patológicos con más eficacia.
- Prevenir la enfermedad e incrementar la salud, el estado de bienestar y la calidad de vida.

Actividades

5. Escribe tres beneficios que genera la adquisición de conocimientos en la persona mayor.

Resumen

La geriatría o gerontología clínica es aquella parte de la ciencia relacionada con los problemas de salud de la persona mayor. Atiende los aspectos clínicos y sociales que afectan a la persona mayor sana o enferma.

Incluye el diagnóstico, la prevención y el tratamiento multidisciplinar de las patologías asociadas a la vejez.

Para ello, persigue adaptar los servicios asistenciales a su principal usuario, la persona mayor, y proporcionar una atención integral que no separe los aspectos sanitarios de los sociales.

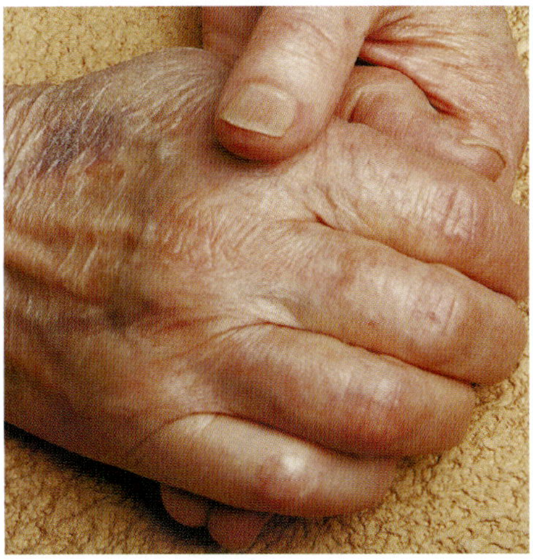

Las personas mayores juegan un importante rol en la sociedad

Los cambios que se sufren y se acumulan alrededor de la vejez predisponen y fomentan la aparición de determinados síndromes y patologías.

El auxiliar de enfermería en geriatría es uno de los principales componentes del equipo de atención sociosanitaria que, desde una perspectiva clínica, aborda los procesos que pueden afectar a la salud de la persona en la vejez.

Por lo tanto, es fundamental que conozca el marco de intervención en el que trabaja y se familiarice con las manifestaciones patológicas de mayor relevancia y frecuencia.

La gerocultura hace referencia a los hábitos y estilos de vida de la persona mayor y los relaciona con el nivel de calidad de vida que poseen.

Concibe a la persona mayor desde un enfoque holístico y considera que el rol que adquiere en su vida y en su propio proceso de envejecimiento es fundamental para la evolución de su salud.

Fomenta la participación de la persona mayor en la sociedad en la que está integrada y propone actividades de carácter pedagógico y cultural dirigidas a conseguir la promoción de la salud y el incremento de la calidad de vida.

Evaluación

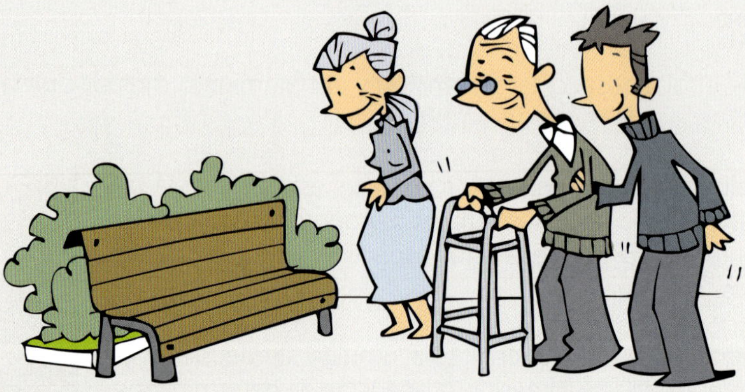

Imagina que eres José y que tienes que explicarle al matrimonio las características de la enfermedad de Paco.

Escribe un resumen, con una extensión de dos folios, sobre lo que Lucía y Paco deben hacer.

No olvides incluir los siguientes puntos:

- La definición de la EPOC.
- Los síntomas de la EPOC.
- Los consejos que le darías al matrimonio para generar un cambio de actitud frente a la enfermedad de Paco.

Test de evaluación

1 La geriatría se encarga de:

a. El diagnóstico.
b. La prevención.
c. El tratamiento
d. Todas las opciones son correctas.

2 La geriatría es:

a. La ciencia que estudia el envejecimiento.
b. La aplicación clínica de la ciencia que estudia el envejecimiento.
c. La rama que la ciencia social que estudia los modos de vida de la persona mayor.
d. Ninguna de las opciones es correcta.

3 La gerocultura fomenta que la persona mayor adquiera un rol:

a. Activo.
b. Pasivo.
c. Indiferente.
d. Participativo.

4 Los dolores de cabeza y el malestar general son las manifestaciones más frecuentes de:

a. La diabetes *mellitus*.
b. El estreñimiento.
c. La incontinencia urinaria.
d. Las caídas.

5 La acinesia o bradicinesia es un síntoma característico de:

a. El accidente cerebrovascular.
b. La enfermedad de Parkinson.
c. La artrosis.
d. La artritis.

6 Los cambios posturales deben hacerse:

a. De 2 a 3 horas durante el día.
b. De 3 a 4 durante la noche.
c. De 4 a 6 horas durante el día.
d. Las opciones a y b son correctas.

7 La desorientación, las alucinaciones, los delirios y los trastornos de conducta son manifestaciones clínicas de:

a. La demencia.
b. La Diabetes Mellitus
c. La artritis.
d. La enfermedad de Parkinson.

8 En presencia de incontinencia es recomendable:

a. Utilizar inmediatamente pañal.
b. Evitar el pañal antes de que sea necesario.
c. Hacer lo que quiera el profesional.
d. Utilizar la sonda.

9 La artrosis se caracteriza por:

a. Dolor que mejora con el movimiento.
b. Dolor que mejora con el reposo.
c. La ausencia de dolor.
d. Ninguna de las opciones es correcta.

10 Las recomendaciones para las personas que sufren HTA son:

a. Reducir la sal.
b. Reducir las grasas.
c. Incrementar el consumo de potasio.
d. Todas las opciones son correctas

Documentación

Envejecimiento activo

1. Qué es el envejecimiento activo:

El envejecimiento activo es el proceso de optimización de las oportunidades de salud del adulto mayor, y comprende aspectos de participación y seguridad, con el fin de mejorar la calidad de vida de las personas a medida que envejecen.

Este concepto aplicado por la Organización Mundial de la Salud (OMS) con el lema «active again», permite a las personas realizar su potencial de bienestar físico, social y mental a lo largo de todo su ciclo vital, para así tomar parte en la sociedad de acuerdo con sus necesidades, deseos y capacidades; a la vez que se les proporciona protección, seguridad y los cuidados adecuados cuando estos sean requeridos.

Cuando utilizamos el término «activo», nos referimos a una participación continua en las actividades sociales, económicas, culturales, espirituales y cívicas y no sólo a la capacidad para estar físicamente activo. El adulto mayor que se retira del trabajo, y los que están enfermos o viven en situación de discapacidad, pueden perfectamente seguir contribuyendo activamente con sus familias, amigos, comunidades, etc.

A través del envejecimiento activo queremos ampliar la esperanza de vida saludable y la calidad de vida de todas las personas a medida que envejecen, incluyendo aquellas personas frágiles, discapacitadas o que necesitan asistencia.

El término «salud», según la OMS, se refiere al bienestar físico, mental y social. Por lo tanto, en un marco de envejecimiento activo, las políticas y los programas que promueven la relación entre salud mental y social son tan importantes como los que mejoran las condiciones de salud física.

Mantener la autonomía y la independencia a medida que se envejece, es un objetivo primordial tanto para los individuos como para las autoridades gubernamentales responsables.

En la búsqueda para dar respuesta a este desafío, han aparecido distintas propuestas ante el evidente cambio que nuestra pirámide demográfica ha evidenciado en los últimos años y que va camino de convertirse en un sarcófago dentro de un cuarto de siglo.

Los invitamos, a quienes son jóvenes y adultos, a cuidarse, relacionarse, contactarse, y sobretodo alimentarse de manera saludable y hacer de la práctica del deporte algo permanente.

En cuanto a los adultos mayores, los instamos a transformarse en líderes positivos y ser modelos para las futuras generaciones, en torno a crear un mundo mejor para vivir, generando un cambio que permita incorporar el tema del envejecimiento activo en nuestra sociedad y transformarnos en personas activas, sin importar la edad.

Dr. Juan Carlos Molina Yons

2. Actitudes que ayudan a una mejor calidad de vida:

El objetivo de presentar la descripción de algunas actitudes favorecedoras de una mejor calidad de vida es entregar elementos para reflexionar en torno a las reacciones que tenemos frente al mundo y a nosotros mismos, centrándonos principalmente en la etapa del adulto mayor, para así lograr mayor claridad de las reacciones que nos están facilitando o dificultando tener una vida más satisfactoria.

Algunas actitudes que ayudan a tener una mejor calidad de vida son:

- Mantenerse positivo y activo. Por ejemplo, decirle a los amigos y familiares que nos gustaría verles más, poniéndose de acuerdo para que eso ocurra, en vez de quejarse de que no nos visitan o no llaman con la suficiente frecuencia. Es decir, cambiar las críticas por una descripción de lo que uno siente, y buscar propuestas para solucionar lo que consideramos un problema.

- No autolimitarse exigiéndose poco de sí mismo. Nos referimos tanto intelectualmente hablando como físicamente. Se trata de ser realista y exigirse en aquellas cosas en las que uno puede dar más.

- Estar atento para detectar y aceptar las oportunidades y experiencias nuevas cuando aparezcan.

- Pedir ayuda cuando sea necesario, no centrando la valoración personal en sentirse invencible, ni ocultar las dificultades por temor a ser descalificado o minimizado.

- No actuar de acuerdo a la edad, sino al modo como cada uno se siente. No se deje llevar por prejuicios ni por lo que los demás esperan socialmente de usted, considere principalmente sus motivaciones, sus energías, sus capacidades, y en base a ello actúe.

- No aislarse de las conversaciones ni monopolizarlas. Explicar las opiniones, necesidades y esperanzas que uno tiene, teniendo igualmente presente escuchar y buscar entender realmente las de quienes nos rodean.

- Valorar las relaciones con quienes nos rodean. Mostrar interés y preocupación por los demás, entregando nuestro afecto y tiempo.

- Cuidar la salud. La salud puede ser buena, regular o mala a cualquier edad, por lo tanto, si enferma no dé por supuesto que es una parte inevitable y normal del envejecimiento, hay que consultar al médico y hacer todo lo necesario para mejorar o aliviar el problema.

- No aferrarse exclusivamente al pasado, integrar el presente, valorando lo que ahora se presenta.

- Pensar que el tiempo nos pertenece, buscando aquellas actividades o proyectos que queremos realizar.

Seguramente después de leer y reflexionar, usted podrá hacer su propio listado con aquellas actitudes que a usted en lo personal le ayudan a tener una vida más plena y las que considera necesarias de adquirir o afianzar. Darse cuenta de las debilidades y fortalezas es el primer paso para modificar nuestra conducta.

Claudia Moreno Goio

Fuente: **http://www.envejecimientoactivo.cl/**

Bibliografía

1. Abellán García, A. y Puyol Antolín, R. (coord.): *Envejecimiento y dependencia: una mirada al panorama futuro de la población española*. Madrid: Mundial Assistance, 2006.

2. Asili, N.: *Vida plena en la vejez*. México: Pax, 2006.

3. González, M.R.: *Cuando la tercera edad nos alcanza: crisis o retos*. Madrid: MAD, 2005.

4. Hyver, C.: *Geriatría*. Madrid: Manual moderno, 2006.

5. *Los mayores: salud y calidad de vida en la vejez*. Madrid: Organización de Consumidores y Usuarios, 2005.

6. Millán Calenti, J.C.: *Principios de geriatría y gerontología*. Madrid: McGraw-Hill, 2006.

7. Mishara, B.L. y Riedel, R.G.: *El proceso de envejecimiento*. Madrid: Morata, 2000.

8. Seijas Villadangos, E.: *Los derechos de las personas mayores*. Madrid: Dykinson, 2004.

Enlaces de interés

- Instituto de mayores y servicios sociales:
  http://www.seg-social.es/imserso/
- Portal mayores: portal especializado en Gerontología y Geriatría:
  http://www.imsersomayores.csic.es/
- El portal de la discapacidad. Fundación ONCE - Fondo Europeo de Desarrollo Regional:
  http://www.discapnet.es/

La terapia ocupacional

Unidad 4

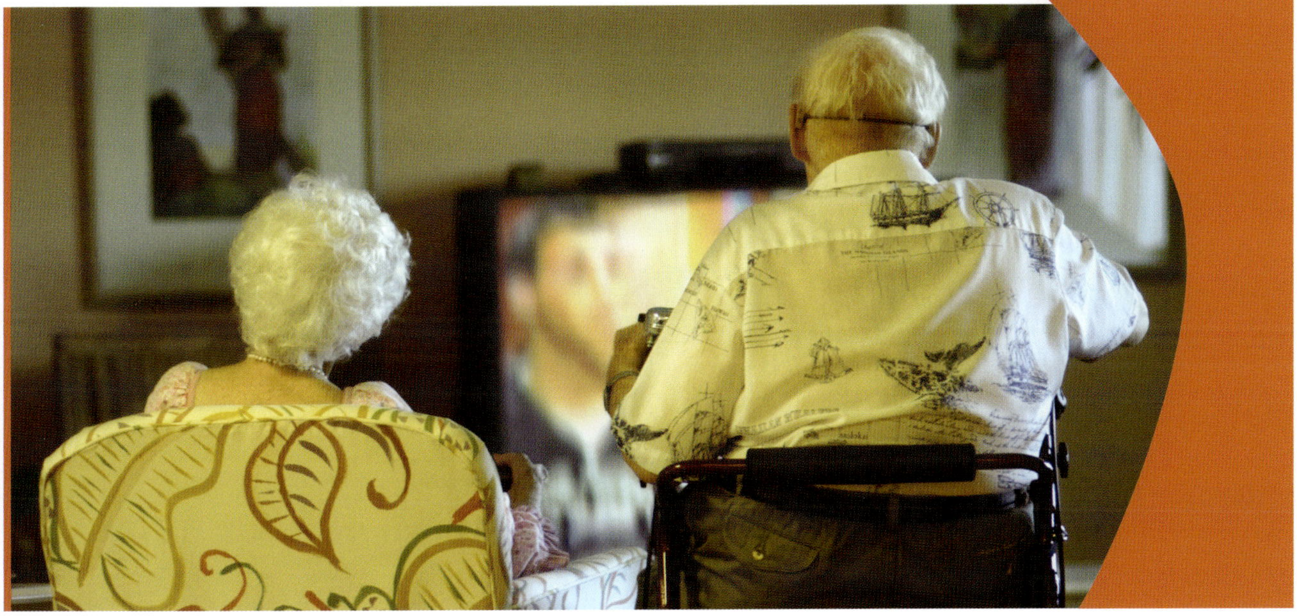

La terapia ocupacional es una disciplina de carácter sociosanitario cuyo objetivo es alcanzar el mayor grado de autonomía posible en la vida diaria de la persona que se encuentra en situación de dependencia.

La terapia ocupacional persigue **prevenir**, **tratar** o **compensar** la discapacidad física, psíquica, sensorial o social que pueda presentar una persona a través de su principal herramienta: la ocupación.

La ocupación es el conjunto de actividades que el usuario realiza motivado por un impulso intrínseco de satisfacer roles individuales y de explicar y dominar el entorno.

La terapia ocupacional trata la **función** y la **disfunción** del usuario y utiliza las actividades propositivas para incrementar o mantener la autonomía personal y conseguir la promoción de la salud, el bienestar y la calidad de la vida.

Objetivos de aprendizaje:

- Entender la terapia ocupacional como una disciplina de la atención sociosanitaria.
- Comprender el significado y la importancia de la ocupación humana.
- Conocer el significado de la disfunción y su abordaje terapéutico.
- Aprender a fomentar la autonomía personal de la persona que se encuentra en situación de dependencia.

Mapa conceptual

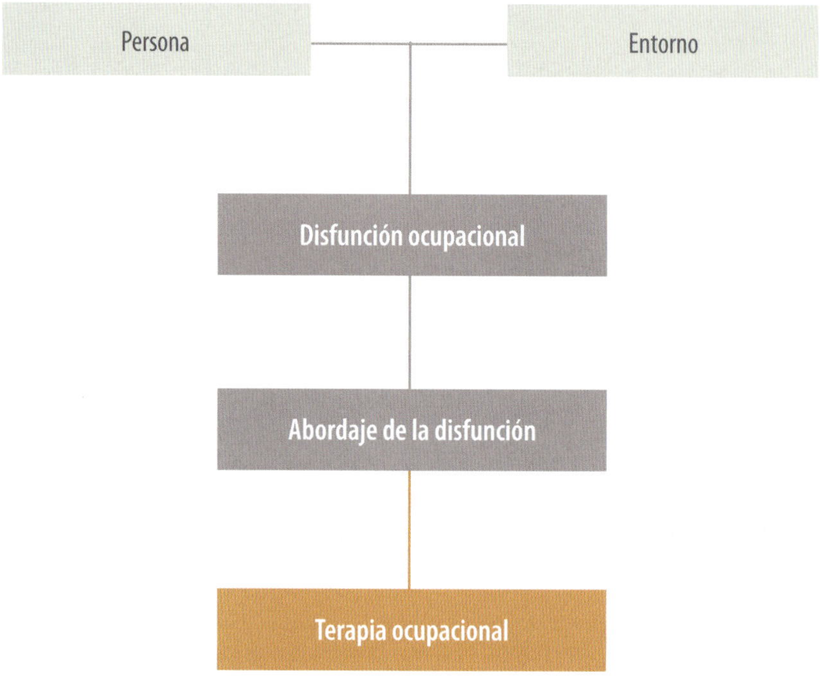

Antes de comenzar reflexiona sobre...

- **¿La actividad puede ser una herramienta terapéutica?**

  El modelo de la ocupación humana concibe a la persona como un sistema abierto que interacciona con el entorno a través de un impulso intrínseco e innato: la ocupación humana.

  Cuando las destrezas de la persona están reducidas o limitadas o bien las exigencias del entorno se sitúan por encima del nivel de competencia de la persona, aparece la disfunción.

  La terapia ocupacional se encarga del abordaje de la disfunción a través de la ocupación, de manera que la actividad se convierte en un medio y un fin terapéutico para la intervención.

- **¿Sabes qué es la ortopraxia y para qué sirve?**

  La ortopraxia es la ciencia que se ocupa del diseño, la elaboración y la adaptación de las ayudas técnicas ortoprotésicas para las personas con discapacidad. Tiene como objetivo conseguir la **máxima funcionalidad** de la persona dependiente para que su calidad de vida no se vea demasiado alterada.

Situación

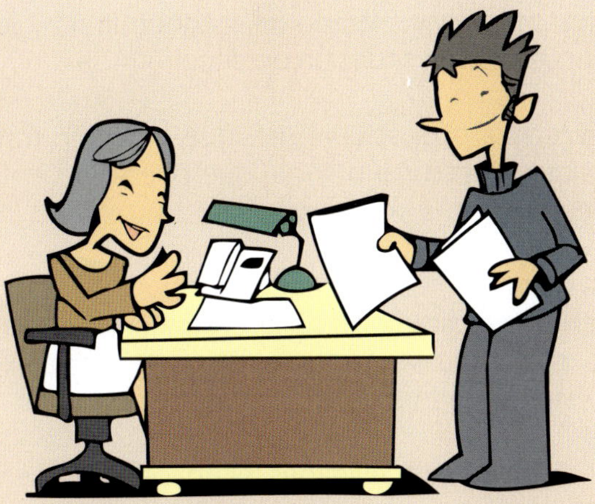

José, como auxiliar de enfermería en geriatría, colabora y apoya a **Mayte**, la terapeuta ocupacional del servicio, durante las sesiones de terapia ocupacional.

Esta semana, el geriatra ha derivado a **Manuel** al Servicio de Rehabilitación. Manuel acaba de sufrir un **accidente cerebrovascular** que le ha dejado en una **silla de ruedas**.

El médico le ha dicho que este primer mes es muy importante para su recuperación, pues el pronóstico puede variar en función del proceso de rehabilitación.

Cada día, Manuel acude al **Departamento de terapia ocupacional** donde Mayte y José trabajan para recuperar en la medida de lo posible las funciones perdidas e incrementar su autonomía personal.

Estrategia de resolución

José sabe que como componente del equipo interdisciplinar debe colaborar con la implementación del tratamiento establecido. Deberá seguir las directrices de Mayte, la terapeuta ocupacional, y contribuir en la consecución de los objetivos dentro y fuera del Departamento de terapia ocupacional.

Para ello deberá seguir estos pasos:

1. Entender el **concepto de terapia ocupacional**.
2. Fomentar la **autonomía personal** del usuario.
3. Identificar las **áreas**, los **componentes** y los **contextos del desempeño ocupacional**.
4. Participar en la **rehabilitación de las actividades** y las **técnicas de atención especializada**.
5. Conocer las distintas formas de **adaptar el entorno**.
6. Reconocer la **ortopraxia**.

1 El concepto de terapia ocupacional

La terapia ocupacional es una profesión de la atención sociosanitaria cuyo objetivo es alcanzar el mayor **grado de autonomía** posible en la vida diaria de las personas que se encuentran en situación de dependencia.

La terapia ocupacional persigue **prevenir**, **tratar** o **compensar** la discapacidad física, psíquica, sensorial o social que pueda presentar una persona a través de su principal herramienta: la ocupación.

La ocupación es todo aquel comportamiento humano motivado por el impulso intrínseco de explicar y dominar el ambiente. Este impulso se dirige hacia la satisfacción de roles individuales, permitiendo a la persona expresarse y proporcionar un sentido a su existencia e identidad personal y sociocultural.

El conjunto de actividades (ocupación) que se utilicen como herramientas de intervención debe ser siempre **propositivo** y poseer significado y sentido para la persona.

> **Glosario**
>
> **Propositivo**
> Que plantea alternativas a los problemas provocados por una situación.

1.1. La finalidad de la terapia ocupacional

La terapia ocupacional trata la función y la disfunción y utiliza las actividades propositivas con unos **objetivos** claramente definidos.

Los objetivos de la terapia ocupacional

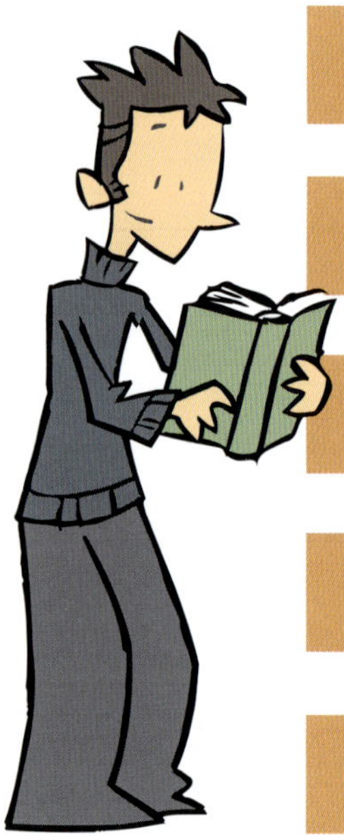

- Desarrollar y mantener las destrezas funcionales
- Mejorar, incrementar, recuperar o compensar las disfunciones
- Prevenir y reducir el deterioro y las limitaciones funcionales
- Incrementar o mantener la autonomía personal
- Conseguir la promoción de la salud, el bienestar y la calidad de vida

Actividades

1. Define qué es la terapia ocupacional.

1.2. Los servicios de la terapia ocupacional

Según la **Asociación Americana de Terapia Ocupacional** (AOTA), la práctica clínica de la disciplina incluye la valoración, el tratamiento y la consulta de la persona con discapacidad. Sus servicios específicos se centran en:

- La valoración y la evaluación funcional.
- El desarrollo de las destrezas sensoriomotrices, motoras, cognitivas, psicosociales, etc.
- La utilización de actividades y ejercicios especialmente diseñados para el entrenamiento de la función.
- La integración sensorial, la rehabilitación psicomotriz y la atención temprana.
- El abordaje de las actividades de la vida diaria.
- La exploración prevocacional, la adaptación de puestos de trabajo, la prevención de riesgos laborales y la integración laboral de la persona con discapacidad.
- El desarrollo de las destrezas de juego y del ocio y la organización del tiempo libre.
- El diseño, la fabricación, la adaptación y el entrenamiento en la utilización de ayudas técnicas ortoprotésicas.
- El entrenamiento y la orientación en la ergonomía y la economía articular.
- La adaptación de la actividad y del entorno físico, social y cultural.

Los destinatarios de la intervención son todas aquellas personas que posean algún tipo de discapacidad (física, psíquica, sensorial o social) que limite su autonomía personal. La terapia ocupacional les permitirá incrementar su nivel de independencia a través de la rehabilitación o la adaptación a la discapacidad.

Actividades

2. Numera los objetivos que persigue la terapia ocupacional.
   - ☐ Incrementar o mantener la autonomía personal.
   - ☐ Mejorar, incrementar, recuperar o compensar las disfunciones.
   - ☐ Conseguir la promoción de la salud, el bienestar y la calidad de la vida.
   - ☐ Desarrollar y mantener las destrezas funcionales.
   - ☐ Prevenir y reducir el deterioro y las limitaciones funcionales.

3. Señala cuál de los siguientes servicios no pertenece a la terapia ocupacional.
   - ☐ 1. La integración sensorial, la rehabilitación psicomotriz y la atención temprana.
   - ☐ 2. La utilización de actividades y ejercicios especialmente diseñados para el entrenamiento de la función.
   - ☐ 3. La administración al usuario los medicamentos que necesite.
   - ☐ 4. El entrenamiento y la orientación en la ergonomía y la economía articular.

2 El fomento de la autonomía personal

El concepto de **dependencia** hace referencia a la situación o estado en el que se haya una persona debido a limitaciones de tipo físico, psíquico o sensorial que impiden una autonomía personal o social óptima, y por tanto necesita la asistencia de otras personas o ayudas técnicas con el fin de poder llevar a cabo las actividades de la vida diaria.

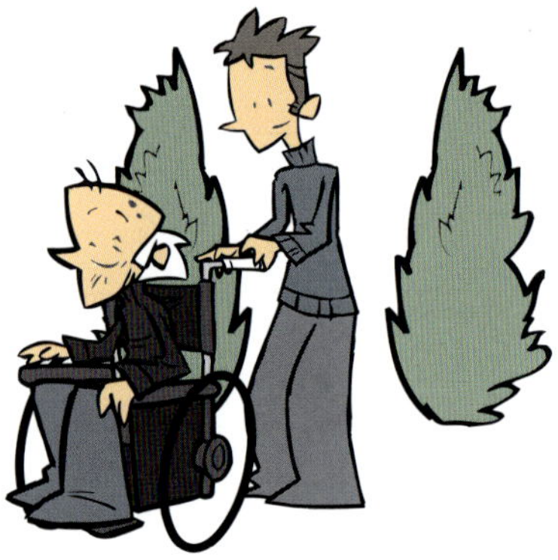

En esta definición de dependencia hay que resaltar tres **aspectos**:

- La existencia de una **limitación de tipo físico, psíquico o sensorial** que deteriora o impide el desarrollo de determinadas capacidades.
- La necesidad de la ayuda de **terceras personas** para recibir cuidados.
- Las deficiencias **incapacitan** para realizar por sí mismos actividades de la vida diaria.

El término dependencia pone de manifiesto la repercusión que tiene la merma de determinadas capacidades, bien sea por el envejecimiento, bien por tener algún tipo de deficiencia o enfermedad. La cuestión fundamental es que afecta al desenvolvimiento de la vida diaria.

Una persona que no puede realizar sin ayuda una actividad de la vida diaria relacionada con el cuidado personal, la movilidad dentro de su residencia habitual o las funciones básicas se considera que está en situación de dependencia.

Glosario

Actividades de la vida diaria
Aquellas tareas que una persona realiza diariamente para prepararse y desarrollar el rol que le es propio y que le proporciona cuidados, seguridad, autonomía y cobertura. Se trata de la base fundamental de la funcionalidad de las personas.

Tipos de dependencia según el grado de ayuda requerida

Gran dependencia	Dependencia severa	Dependencia moderada
• Grandes limitaciones físicas o mentales. • Bajo nivel de autonomía. • Presencia de otra persona de forma continua. • Asistencia en varias de las actividades diarias a lo largo del día.	• Limitaciones físicas o mentales. • No requiere la presencia de otra persona de forma continua. • Asistencia en varias de las actividades diarias en múltiples ocasiones a lo largo del día.	• Limitaciones físicas o mentales. • Asistencia en las actividades diarias al menos una vez a lo largo del día.

En el caso de Manuel, se puede decir que presenta un grado de dependencia entre moderada y severa ya que se están viendo afectadas actividades de la vida diaria y necesita la ayuda diaria, aunque de manera puntual, de José.

El profesional ha de conocer y detectar el grado de dependencia que presenta la persona a la que asiste con la finalidad de **ofrecer una ayuda y un cuidado óptimos**.

Desde el Servicio de terapia ocupacional, se persigue proporcionar las herramientas necesarias para que la persona que se encuentra en situación de dependencia adquiera un nivel de competencia adecuado en la realización de las actividades de la vida diaria. El fin es alcanzar el mayor grado de autonomía posible.

Para ello, se rehabilitarán las funciones perdidas o limitadas hasta lograr el mayor grado de competencia. Si tras el proceso de rehabilitación la persona no llega a alcanzar el nivel de autonomía deseable, se adaptará la actividad y el entorno a las capacidades de la persona.

El profesional debe procurar participar en el proceso de rehabilitación y colaborar con el terapeuta ocupacional, teniendo en cuenta lo siguiente:

- Apoyar la actividad sin asistir.
- Motivar y reforzar cualquier tipo de esfuerzo.
- No sustituir las capacidades de la persona si no es necesario.
- Permitir la realización autónoma de pasos o tareas dentro de una actividad.

Actividades

4. Une con flechas el grado de dependencia con la ayuda que ésta requiere.

Grado de dependencia	**Ayuda requerida**
	a. No requiere la presencia de otra persona de forma continua.
1. Gran dependencia.	b. Asistencia en las actividades diarias al menos una vez a lo largo del día.
	c. Asistencia en varias de las actividades diarias a lo largo del día.
	d. Bajo nivel de autonomía.
2. Dependencia severa.	e. Limitaciones físicas o mentales.
	f. Grandes limitaciones físicas o mentales.
3. Dependencia moderada.	g. Asistencia en varias de las actividades diarias en múltiples ocasiones a lo largo del día.
	h. Presencia de otra persona de forma continua.

5. Define el concepto de dependencia.

____

____

6. Señala si son verdaderas o falsas las siguientes actitudes que debe mantener el profesional.

V F

☐ ☐ 1. No sustituir las capacidades del usuario si no es necesario.

☐ ☐ 2. Asistir al usuario.

3 Las áreas, los componentes y los contextos del desempeño ocupacional

La terapia ocupacional divide sus funciones en tres apartados:

- Las áreas de desempeño ocupacional.
- Los componentes de la ejecución
- Los contextos del desarrollo.

3.1. Las áreas de desempeño ocupacional

Las áreas de desempeño ocupacional incluyen las actividades de la vida diaria, las actividades laborales y productivas y las actividades de ocio. La **AOTA** establece una terminología uniforme que el profesional debe conocer para apoyar correctamente al terapeuta ocupacional.

Las áreas de desempeño ocupacional

Actividades de la vida diaria	
1. Cuidados del aspecto. 2. Higiene oral. 3. Baño o ducha. 4. Uso del inodoro (higiene perineal). 5. Vestido. 6. Alimentación (implica manejo de cubiertos). 7. Manejo responsable de la medicación.	1. Educación para la salud. 2. Socialización. 3. Comunicación funcional. 4. Movilidad funcional. 5. Movilidad en contextos comunitarios. 6. Respuesta ante una emergencia. 7. Sexualidad.
Trabajo y actividades productivas	
1. Manejo en el domicilio:	
a. Cuidado de la ropa. b. Hacer la colada. c. Preparar la comida/ Fregar. d. Compras.	e. Manejo del dinero. f. Otras tareas domésticas (limpieza de la casa, planchar,…). g. Aspectos relacionados con la seguridad del hogar.
2. Cuidado de otros.	3. Actividades educativas.
4. Actividades vocacionales:	
a. Valoración vocacional. b. Acceso a un puesto de trabajo. c. Desempeño de un puesto de trabajo.	d. Plan ante una situación de jubilación. e. Participación en programas de voluntariado.
Actividades de ocio	
1. Valoración sobre actividades de ocio.	2. Realización de actividades de ocio.

3.2. Los componentes del desempeño ocupacional

Los componentes del desempeño ocupacional son las destrezas necesarias previas que se requieren para poder realizar las actividades de las diferentes áreas del desempeño ocupacional. La **AOTA** también establece una terminología uniforme.

Los componentes del desempeño ocupacional

Componente sensoriomotor

1. Integración sensorial:
   - a. Conciencia sensorial.
   - b. Procesamiento sensorial.
   - c. Destrezas perceptivas.
2. Neuromuscular:
   - a. Reflejo.
   - b. Arco de movimiento.
   - c. Tono muscular.
   - d. Fuerza.
   - e. Resistencia.
   - f. Control postural.
   - g. Integridad de los tejidos blandos.
3. Motor:
   - a. Tolerancia a la actividad.
   - b. Coordinación motora gruesa.
   - c. Cruzar la línea media.
   - d. Lateralidad.
   - e. Integración bilateral.
   - f. Praxias.
   - g. Coordinación/destreza motora fina.
   - h. Integración viso-motora.
   - i. Control oral motor.

Integración cognitiva y componentes cognitivos

1. Nivel de alerta a estímulos.
2. Orientación.
3. Reconocimiento.
4. Tiempo de atención.
5. Memoria.
6. Secuenciación.
7. Categorización.
8. Formación de conceptos.
9. Operaciones intelectuales en el espacio.
10. Resolución de problemas.
11. Generalización del aprendizaje.
12. Integración del aprendizaje.
13. Síntesis del aprendizaje.

Destrezas psicosociales y componentes psicológicos

1. Psicológicos:
   - a. Roles.
   - b. Valores.
   - c. Intereses.
   - d. Iniciación de la actividad.
   - e Terminación de la actividad.
   - f. Concepto de sí mismo.
2. Sociales:
   - a. Conducta social.
   - b. Conversación.
   - c. Expresión.
3. Manejo de sí mismo:
   - a. Destrezas para manejar y resolver las dificultades.
   - b. Manejo del tiempo.
   - c. Autocontrol.

3.3. Los contextos del desempeño ocupacional

Los contextos del desempeño ocupacional hacen referencia a las variables que pueden influir y afectar a la función del desempeño ocupacional.

Los contextos del desempeño ocupacional

Aspectos temporales	
1. Edad.	3. Ciclo vital.
2. Proyecto de desarrollo.	4. Situación de discapacidad y minusvalía.
Aspectos del entorno	
1. Físico.	3. Cultural.
2. Social.	

El profesional debe conocer esta terminología para apoyar correctamente al terapeuta ocupacional.

Actividades

7. Une con flechas las funciones de la terapia ocupacional con los distintos elementos.

1. Áreas de desempeño.
2. Componentes del desempeño.
3. Contextos del desempeño.

a. Baño o ducha.
b. Proyecto de desarrollo.
c. Iniciación de la actividad.
d. Desempeño de un puesto de trabajo.
e. Operaciones intelectuales en el espacio.
f. Ciclo vital.
g. Respuesta ante una emergencia.
h. Valores.
i. Realización de actividades de ocio.
j. Reconocimiento.
k. Otras tareas domésticas (limpieza de la casa, planchar,…).
l. Control postural.
m. Físico.

8. Define qué son las áreas, los componentes y los contextos del desempeño ocupacional.

4 La rehabilitación de las actividades y las técnicas de atención especializada

En la intervención de la terapia ocupacional tiene un importante papel la **valoración funcional**. En este proceso, el profesional recoge toda la información relacionada con la disfunción y determina el grado de discapacidad de la persona mediante la valoración de la ejecución de las actividades en las áreas de desempeño ocupacional.

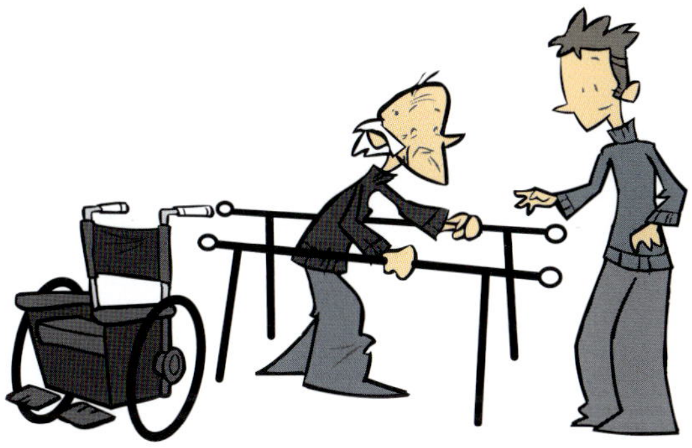

Una vez recogida la información, se analizan los datos y se trata de relacionar la disfunción detectada con los componentes necesarios para su ejecución y con la influencia del contexto en el que se realiza la actividad.

Tras el análisis de la información, el terapeuta ocupacional expone los resultados al usuario y a su familia y entre todos establecen unos objetivos y unas prioridades de intervención.

4.1. El análisis de la actividad

La pérdida de la salud disminuye la capacidad del desempeño ocupacional, por lo tanto, la **actividad** será el objeto central de la intervención en terapia ocupacional.

En este contexto, el terapeuta debe ser un gran conocedor de la actividad y de las destrezas necesarias para ejecutarla, así como de las variables contextuales que pueden interferir en su realización. Por eo, es indispensable que sepa analizar la actividad.

Analizar la actividad es el proceso por el que el terapeuta separa cualquier acción en las partes que la componen. Aprender a hacerlo, es el primer paso para el entrenamiento o reentrenamiento de la actividad de la vida diaria en la que el usuario presente la discapacidad.

> **Ejemplo**
>
> Para una persona dependiente que realiza una actividad del aseo personal (áreas), hay que identificar las destrezas necesarias para ejecutar dicha actividad (componentes) y relacionarlas con el contexto (edad, entorno, etc.) para determinar su influencia en su ejecución y su disfunción.

Este procedimiento tiene como objetivos:

- Dividir la actividad en tareas y pasos siguiendo la secuencia cronológica de ejecución. Esto permite tener una guía para el entrenamiento y no equivocarse.
- Identificar y conocer las destrezas que son necesarias para ejecutar la activad de manera independiente.
- Preparar el terreno para que los profesionales puedan ayudar al usuario:
- **Entrenar** para adoptar nuevas actividades (por ejemplo, en el niño que aún no ha aprendido a lavarse los dientes).
  - **Reentrenar** para recuperar actividades que se han perdido como consecuencia de una enfermedad o un accidente (por ejemplo, el adulto que tras sufrir un accidente pierde la capacidad para comer de manera independiente).
  - **Compensar** para completar una actividad, bien con otra destreza o con alguna ayuda técnica (por ejemplo, la adaptación a una prótesis).

Ejemplo de análisis de una actividad

Al analizar una actividad se pueden distinguir las fases, las destrezas y las funciones que se requieren para desarrollarla de manera independiente. Es importante aprender a realizar este ejercicio con cada actividad en la que el usuario no sea autónomo, pues sólo de este modo se podrá tener una visión global de la situación y ayudar a reentrenar la disfunción. Por ejemplo, al comer un filete hay que dividir la actividad en las siguientes tareas:

1. Antes de comenzar a comer es necesario que el usuario se pueda sentar en la mesa y mantener el equilibrio.
2. Será necesario identificar cada objeto que esté situado en la mesa o bandeja (cubiertos, plato, vaso, filete…).
3. La persona deberá ser capaz de abrir las manos y dirigirlas hacia los cubiertos.
4. Una vez alcanzados será necesario que cierre las manos y las coloque en la posición adecuada.
5. Después deberá dirigir las manos con los cubiertos hacia el filete.
6. Pinchar el filete con el tenedor.
7. Dirigir el cuchillo a la zona que se quiere cortar.
8. Mover los miembros superiores al mismo tiempo de manera coordinada.
9. Dirigir el trozo cortado hacia la boca.
10. Abrir la boca.
11. Llevar el alimento a la boca.
12. Introducirlo en la boca.
13. Cerrar la boca y juntar los labios.
14. Masticar el alimento.
15. Tragar el alimento.

4.2. La actividad terapeútica

La actividad no sólo es el objetivo de la terapia ocupacional también es la **herramienta** de trabajo en la medida en que se convierte en terapéutica y permite rehabilitar las limitaciones y trabajar la autonomía personal.

Las actividades que se utilicen deben ser de **carácter propositivo** o intencional y dirigirse hacia la **satisfacción** de necesidades y deseos.

El terapeuta ocupacional modificará los componentes del desempeño ocupacional de una actividad y la adaptará para convertirla en terapéutica y poder utilizarla como herramienta rehabilitadora. Los materiales que se utilicen en la terapia serán los necesarios para el desarrollo de la actividad seleccionada.

5 La adaptación del entorno

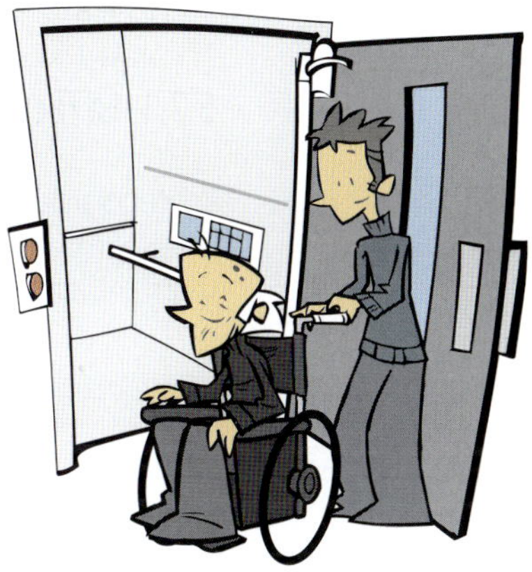

El hogar es el espacio en el que se pasa la mayor parte del tiempo, es necesario que evolucione y se adecúe a las destrezas y las necesidades del usuario en cada momento para que la vivienda no se convierta en un lugar inaccesible y hostil.

La adaptación física del entorno domiciliario se hace imprescindible para conseguir incrementar el nivel de satisfacción, la autoestima y la calidad de vida de la persona dependiente.

Adaptar el ambiente próximo para reducir sus exigencias y demandas, y adecuarlo a las destrezas y al nivel de competencia de las personas con limitaciones para el desempeño de las actividades de la vida diaria, permitirá acceder y utilizar los objetos y los espacios de la vivienda de la manera más funcional e independiente posible y cubrir las necesidades individuales de la persona y de su situación.

5.1. Los objetivos de la adaptación

Hacer de la vivienda un lugar que cubra las necesidades de cada persona es el objetivo principal de la adaptación. Por tanto, la planificación deberá conseguir:

- **Evitar riesgos** innecesarios e incrementar la seguridad.
- **Adquirir la funcionalidad** suficiente para incrementar la autonomía de la persona en la realización de las actividades de la vida diaria.
- **Mejorar la comodidad** y **el confort**.
- **Retrasar y evitar los ingresos prematuros** en centro residenciales y la necesidad de atención domiciliaria.
- **Fomentar la inserción y la integración comunitaria**.
- **Cuidar las condiciones ambientales y laborales** en que trabajan los profesionales.

Actividades

9. Señala los objetivos que no persigue la adaptación del entorno físico.

- ☐ 1. Fomentar la inserción y la integración comunitaria.
- ☐ 2. Adquirir la funcionalidad suficiente para incrementar la autonomía de la persona.
- ☐ 3. Procurar que el usuario se canse.
- ☐ 4. Intentar que las visitas se sientan cómodas.
- ☐ 5. Evitar riesgos innecesarios e incrementar la seguridad.
- ☐ 6. Tratar de gastar poco dinero.
- ☐ 7. Mejorar la comodidad y el confort.
- ☐ 8. Cuidar las condiciones ambientales y laborales.

5.2. El programa de intervención

El programa de intervención que se realiza al adaptar un domicilio es absolutamente personal e individualizado. Sin embargo, existen unas etapas o fases que son comunes a todos los procesos de intervención.

5.2.1. La recogida de información

La recogida de información es la etapa que da comienzo al proceso. Se podrán utilizar diferentes herramientas y métodos para la recogida, que será lo más minuciosa posible y abordará los siguientes aspectos:

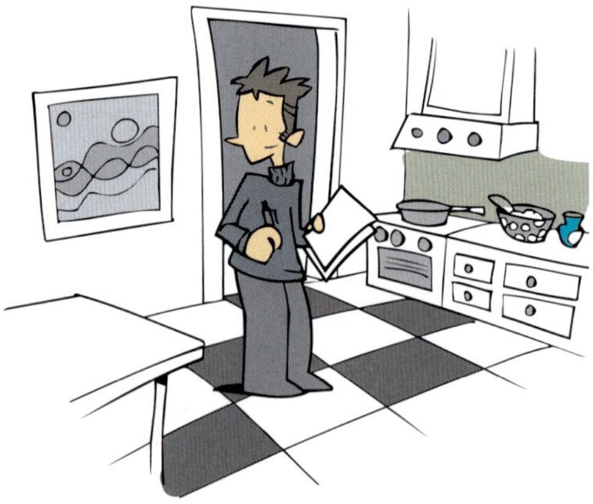

- **Datos de identificación** de usuario o usuarios de la vivienda e información sobre el tipo y el grado de discapacidad.
- **Accidentes ocurridos** en el domicilio, su descripción y su posible causa.
- **Planificación de las actividades** diarias de las personas en el domicilio.
- **Accesibilidad** desde la calle a la entrada del edificio o la vivienda (portal, rampas y pasamanos, portero automático, identificación, etc.) y desde la entrada del edificio a la del domicilio (pasillos, ascensores, escaleras, etc.).
- Descripción de **aspectos comunes** (pavimento, puertas, ventanas, etc.) y **características ambientales** (luz, ventilación, ruidos, etc.).
- Descripción de **espacios** (pasillos y distribuidores, cocina, baños, sala de estar, dormitorios y otras zonas).
- Descripción de la **decoración** y el **mobiliario**.
- Descripción de **elementos de protección** (enchufes, diferenciales, puntos de agua y gas, etc.).
- **Plano** y **medidas del domicilio**.
- **Consideraciones legales** (licencias de obra, permisos, etc.) y **económicas** (presupuestos, subvenciones, etc.).

El terapeuta ocupacional, el arquitecto y el trabajador social serán los profesionales que se encarguen de la recogida de datos. La labor del profesional será proporcionar toda la información que le pidan los técnicos especialistas.

5.2.3. El análisis y la interpretación de los datos

Los datos, una vez obtenidos, se procesan para analizarlos e interpretarlos.

5.2.3. La identificación de necesidades

El terapeuta ocupacional, tras analizar e interpretar los datos, identificará las necesidades de la persona, que girarán en torno a ella y se basarán en sus verbalizaciones, en las detecciones objetivas del experto y en las previsiones futuras relacionadas con la evolución y progresión de su situación.

5.2.4. El estudio de la solución y el establecimiento de objetivos

La planificación persigue unos objetivos que variarán en función de las necesidades del usuario. En cualquier caso, se plantearán como respuesta a una necesidad, fomentando la autonomía y la participación del mismo, pero respetando su voluntad e intimidad.

Cada caso requiere una **respuesta multidimensional** que implica necesariamente la participación de distintos profesionales (especialmente el arquitecto, el terapeuta ocupacional y el trabajador social).

5.2.5. La solución y el diseño del plan de accesibilidad y adaptación domiciliaria

El plan de intervención establece las directrices para conseguir los objetivos y cubrir las necesidades de accesibilidad e independencia del usuario.

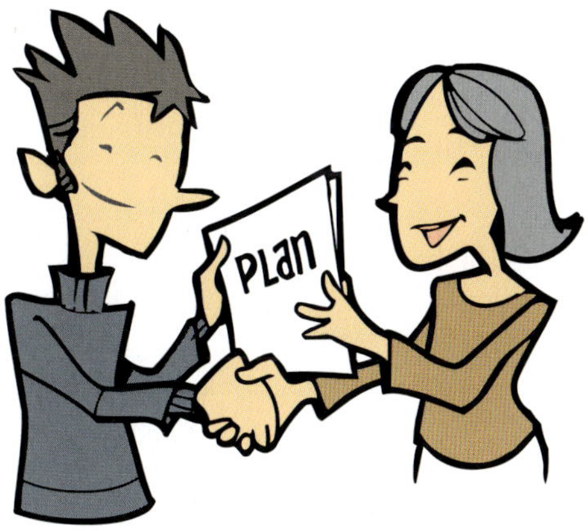

La solución será consensuada con él, sin imponer ni obligar a adoptar medidas de ningún tipo, pues se trata de que el usuario acceda y participe en el proceso de manera activa sin rechazos ni negativas.

El diseño depende de un grupo del equipo multidisciplinar cuyos componentes variarán en función de las áreas de trabajo y de las necesidades que haya que cubrir.

5.2.6. El establecimiento de la metodología de intervención

La metodología es la forma en la que se realizarán las tareas propuestas en el plan. Los especialistas de cada materia informarán, formarán y asesorarán al profesional para que éste utilice las técnicas más apropiadas.

5.2.7. La implementación del plan

La implementación consiste en aplicar el plan e implica **ejecutar la adaptación**. Esto conlleva, en mayor o menor grado, la reforma del domicilio, hecho que suele ser fuente de rechazo por el usuario y sus familiares.

En esta etapa se desarrollará una gran labor, apoyando las tareas del resto del equipo y tratando de hacer entender a los afectados la necesidad de la adecuación y de las consecuencias de no desarrollar la planificación.

También habrá que **entrenar al usuario**, sobre todo en el caso de la utilización de ayudas técnicas, dispositivos y sistemas domóticos y telemáticos.

5.2.8. La evaluación de la adaptación

El proceso finaliza con la evaluación de los resultados obtenidos, que se realizará al finalizar el entrenamiento del usuario. Ésta nos proporcionará información sobre la eficacia de la adaptación y la base para mejorarla. En esta última fase se analizarán:

- Las dificultades que permanecen tras la adaptación.
- El coste económico de la adaptación.
- El grado de independencia conseguido.
- El grado de satisfacción de la persona.

Glosario

Metodología
Constituye los procedimientos y las técnicas utilizadas para desarrollar una planificación. Es la forma en que se pone en práctica la teoría.

Implementación
Es el desarrollo de la planificación, la aplicación del tratamiento.

Telemático
Referente a servicios y dispositivos de comunicación informática.

5.3. La adaptación física y funcional del hogar

Para conseguir que el domicilio del usuario reúna las condiciones de seguridad y funcionalidad necesarias y que le permitan desarrollar las actividades de su vida diaria con la máxima autonomía y confort posibles, es preciso tener en cuenta un conjunto de recomendaciones.

El profesional debe conocer, por un lado, las **ayudas técnicas** que son de fácil adquisición en tiendas especializadas, y por otro, las **adaptaciones arquitectónicas** que en algunos casos implicarán la realización de obras y reformas particulares o comunitarias.

Para acompañarle en el proceso cuenta con el **terapeuta ocupacional**, que será el profesional que le asesore sobre las indicaciones más adecuadas en cada caso, y con el **trabajador social** del equipo o de zona, siempre que la adaptación sea de gran envergadura o el usuario no disponga de los recursos económicos necesarios para costearlo.

Para que la adaptación sea correcta deberá afectar a todos los ámbitos que forman el hogar.

5.3.1. La zona exterior y el acceso

La **calle** y la **acera** del entorno próximo deberán estar suficientemente iluminadas. En ellas se evitarán los obstáculos y desniveles en el pavimento.

El **acceso al portal**, también merece mucha atención. En él el desnivel entre la zona exterior y el portal no podrá superar los 12 cm de altura. En caso contrario, será necesaria la colocación de una rampa de acceso.

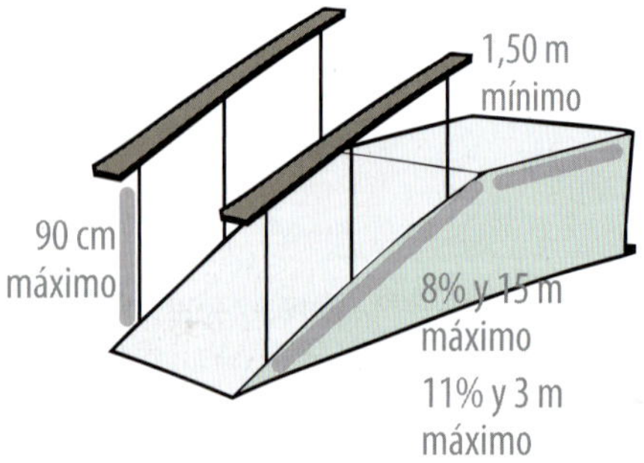

Las rampas respetarán algunas pautas, la longitud que debe quedar desde el espacio del rellano hasta la rampa, debe ser de 1,50 m de distancia mínima. La pendiente de la rampa no será superior a un 8% si no se cuenta con personal de ayuda. En rampas con esta pendiente la medida máxima de longitud será de 15 m. Si se cuenta con ayuda externa, podrá llegar hasta un 11% y la longitud máxima a 3 m.

En cualquiera de los dos casos anteriores serán necesarios uno o dos pasamanos a ambos lados de la rampa, situados a una altura máxima de 0,90 m. El pavimento será antideslizante y habrá una limitación por bordillos de 5 cm.

El **jardín** deberá cumplir determinados requisitos, como que las rejillas de desagüe existentes no superen 1 cm de ancho y se coloquen de manera perpendicular a las zonas de paso. Las zonas ajardinadas serán limpias, sin obstáculos que interfieran la marcha.

En el **ascensor** la puerta tendrá una anchura superior a los 0,95 m para que permita el acceso de un usuario con silla de ruedas, y el espacio de la cabina medirá 1,10 m de ancho por un fondo de 1,40 m como mínimo. Se aconseja una barandilla de sujeción.

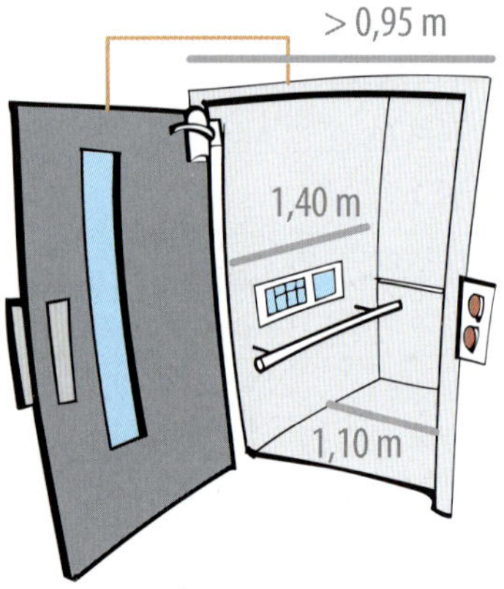

Además, el dispositivo de cierre de la puerta del ascensor debe permitir el paso de personas con una locomoción lenta, y disponer de un sistema que detecte la presencia del usuario para impedir el cierre. El acceso tampoco tendrá ningún tipo de desnivel.

Dentro se utilizará pavimento antideslizante y se evitarán el alfombrado o enmoquetado sin fijar. Además el panel de control (los botones), estará colocado horizontalmente, paralelo al suelo, a una altura de 1,20 m del suelo y a unos 50 cm, como mínimo, de la puerta.

Las **escaleras** estarán adecuadamente iluminadas al comenzar y al finalizar. Un color diferente en la pared ayudará a distinguir la escalera a personas con déficit visual o cognitivo. Por otro lado, la pendiente será moderada e incluirá espacios intermedios de descanso.

A lo largo de todo el tramo las escaleras tendrán pasamanos cilíndricos de manera continua, separados unos 4 o 5 cm de la pared y entre los 75 y los 85 cm desde el suelo de la escalera.

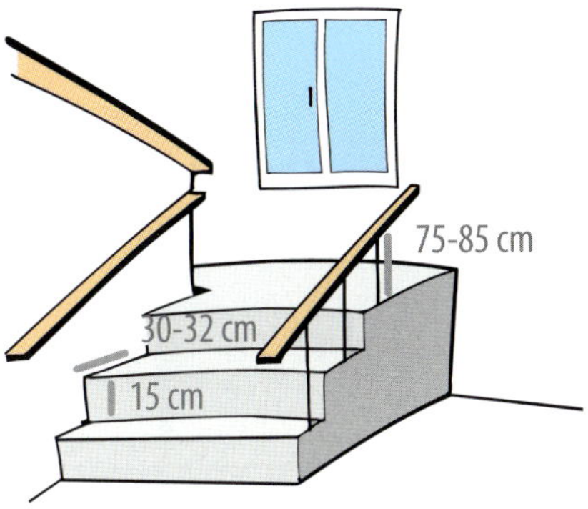

Los bordes situados en los extremos superarán los 65 cm de distancia con respecto al primer y último escalón, y finalizarán con modificaciones de la forma cilíndrica para indicar inicio y final de la escalera.

La altura (15 cm) y el ancho de los escalones (30 a 32 cm) deben permitir un uso seguro a personas con la movilidad reducida y usuarios de alguna ayuda técnica para la marcha. La utilización de bandas antideslizantes en los escalones facilitará la adhesión del paso.

5.3.2. Las condiciones ambientales

La **iluminación** será preferiblemente natural frente a la artificial, y se acercarán los puntos de trabajo a los de luz. No se debe utilizar luz directa o excesivamente brillante que pueda deslumbrar y favorecer las caídas.

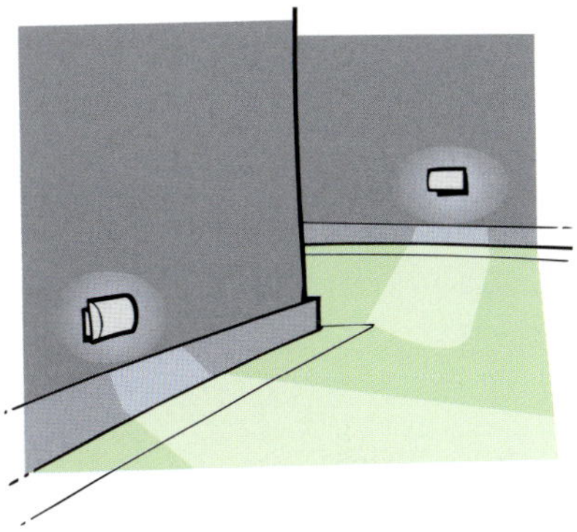

Otras recomendaciones son iluminar las zonas oscuras de las casas, colocar los interruptores de la luz cerca de las puertas y proteger los enchufes de la luz. Se aconsejan las luces nocturnas en pasillo, dormitorio y cuarto de baño.

En cuanto a la **temperatura**, se recomienda utilizar un sistema de calefacción que mantenga la temperatura ambiente a unos 22º C en épocas de frío, así como un sistema de ventilación y refrigeración adecuado en épocas de excesivo calor.

5.3.3. La modificación de aspectos comunes

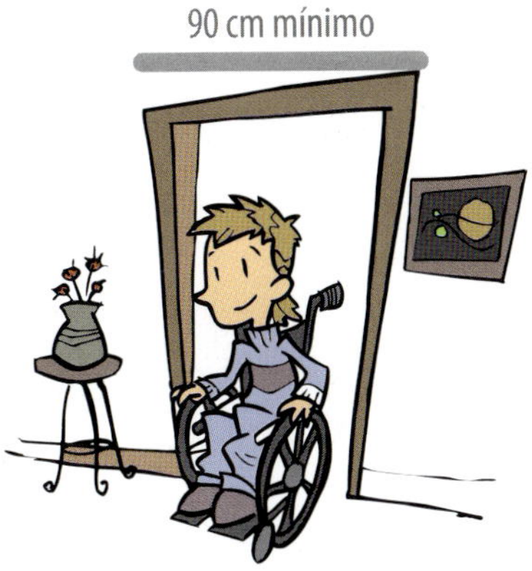

Los cambios afectarán a elementos del espacio comunitario como el **pavimento**, que será de material antideslizante, sin alfombras ni moquetas que puedan suponer un obstáculo. Se evitará encerar los suelos en exceso, sólo si fuese necesario y con productos antideslizantes con autoabrillantado.

Nunca se dejarán en el suelo objetos que puedan resultar un obstáculo y fomenten caídas. Habrá que limpiar y secar humedades. Los cables de la luz deben ir adheridos a la pared para evitar que atraviesen zonas de paso.

Las **puertas** serán preferiblemente de bisagra (frente a las de mecanismo giratorio o de corredera). Su ancho mínimo será de unos 90 cm para permitir el acceso a usuarios de sillas de ruedas.

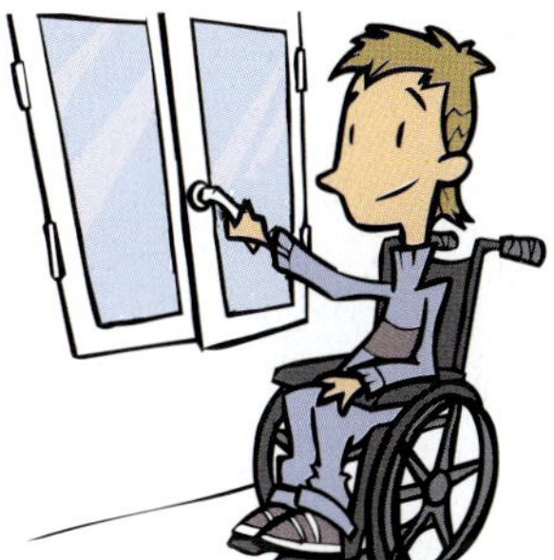

Los tiradores se adecuarán a las necesidades de prensión manual y se podrán utilizar con una sola mano. En la parte inferior se podrá colocar una placa metálica que amortigüe los golpes de los reposapiés de la silla de ruedas. Las **ventanas** deberán incorporar mecanismos de seguridad y estar situadas a una altura adecuada. El pomo o tirador se colocará según la posición de locomoción del usuario del domicilio (bipedestación o silla de ruedas).

5.3.4. Los espacios particulares

En la vivienda los **pasillos** y los **distribuidores** deben permitir el acceso a todas las habitaciones, su anchura estará entre 1,10 y 1,50 m (éste último caso para permitir el paso de un usuario con silla de ruedas).

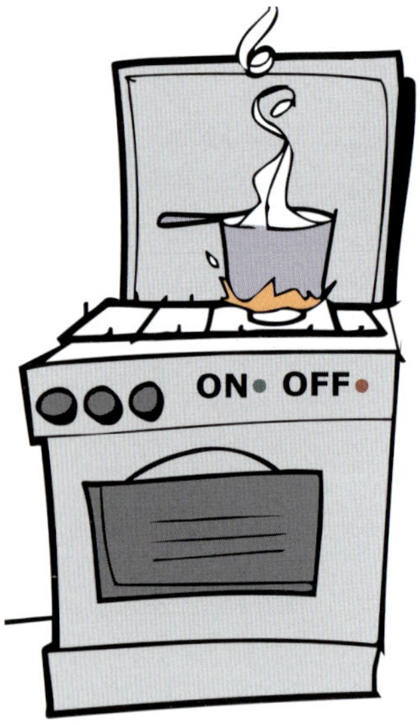

Se colocarán pasamanos a unos 90 cm de altura del suelo. Las luces nocturnas en estos espacios facilitarán la orientación, y se dejarán los espacios libres de muebles, cables y otros obstáculos.

La **cocina**, por ser un lugar especialmente delicado, necesitará material antideslizante en las zonas de peligro (por ejemplo, el fregadero), y se identificarán claramente las posiciones de encendido y apagado de las llaves del fuego.

También habrá cierres con llave en armarios y cajones con productos peligrosos en caso de demencias y otras enfermedades de salud mental que impliquen riesgos.

En el **baño**, otro lugar peligroso, el espacio y la disposición de los sanitarios deben permitir el acceso y la manipulación de una silla de ruedas, por lo que será necesario tener en cuenta sus dimensiones y el espacio requerido para poder realizar un giro (1,10 m x 0,65 m y 1,50 m respectivamente).

Se colocará material antideslizante en todas las zonas de riesgo. El plato de ducha (dimensiones recomendadas: 1,4 m x 1,4 m) y el asiento de ducha (a 55 cm del suelo y con unos 50 cm de ancho) sustituirán la bañera tradicional. En este caso, el grifo no debe superar el metro de altura en su colocación.

El lavabo se situará a una altura máxima de 80 cm y se evitará la colocación de pies o pedestales que dificulten el acceso de un usuario con silla de ruedas. Los grifos serán de palanca y se identificará claramente la dirección del agua caliente y la del agua fría.

Los accesorios de baño (como toallas, jabones, etc.) se colocarán a una altura comprendida entre los 0,40 m y 1,40 m en función de las necesidades individuales. Se colocarán asideros y barras de sujeción en lugares de necesidad de apoyo (ducha, taza, lavabo, etc.).

La altura de la taza oscilará entre los 40-55 cm según la altura del usuario. Existen elevadores de taza para incrementar su altura sin necesidad de modificar el sanitario y barras de sujeción abatibles para facilitar las transferencias. La cadena será de fácil acceso.

Se evitarán los cerrojos en las puertas a no ser que se sitúen a ambos lados para abrir desde fuera en caso de accidente.

Actividades

10. Señala qué temperatura se debe conseguir en épocas de frío.

- ☐ 1. 22ºC.
- ☐ 2. 30ºC.
- ☐ 3. 18ºC.

En el **dormitorio** la cama tendrá una altura moderada (ni alta ni baja) para evitar caídas, con colchones no depresibles, del tipo antiescaras en caso necesario.

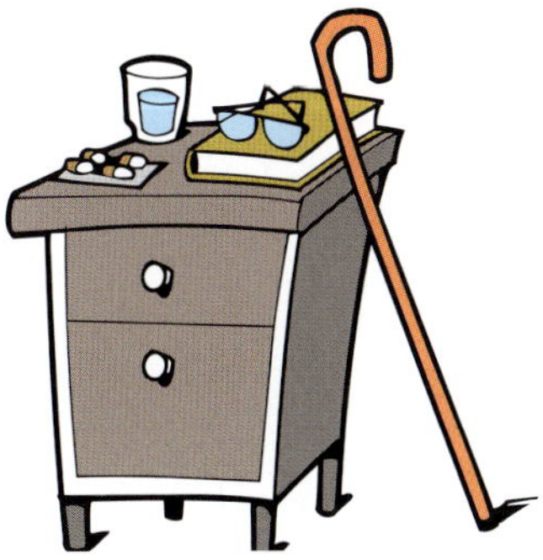

Se colocarán próximos a la cama y en lugar estable para evitar su caída todos aquellos objetos que el usuario utilice, como, por ejemplo, las gafas, el audífono, las ayudas técnicas para la marcha, la cuña o la botella de micción, etc. Es muy importante que el interruptor de la luz sea accesible desde la cama.

El profesional deberá mostrar seguridad y proporcionar confianza al usuario y animarle a utilizar las ayudas técnicas y las nuevas adaptaciones realizadas en su domicilio, tratando de darles significado en cada caso.

5.4. La adaptación cognitiva del hogar

La adaptación cognitiva del hogar es complementaria de la física y la funcional.

En la mayoría de los casos, la adaptación implicará una mezcla de aquéllas; sin embargo, en las casas de usuarios con alteraciones cognitivas (como en el caso de la demencia) adquieren una especial relevancia. Por ello se trata de hacer de su hogar un lugar mucho más accesible sin apenas esfuerzos ni coste económico.

El terapeuta ocupacional acompañará al profesional durante este proceso y le asesorará sobre las siguientes cuestiones: evitar los cambios, simplificar el entorno, facilitar la orientación y hacer del entorno un espacio estimulante sin sobrecargas.

José deberá analizarlo y reflexionar para ver si también complementará la adaptación que se realice en la habitación y el dormitorio de Manuel.

5.4.1. Evitar los cambios

Una persona con alteraciones cognitivas presenta muchas dificultades para identificar y reconocer los cambios que se puedan producir a su alrededor. Cuando estos tienen lugar, la desorientación, la confusión, la agitación y los sentimientos de inseguridad, miedo y frustración pueden aflorar fácilmente, motivo por el cual mantener la estabilidad en el ambiente será el primer objetivo.

5.4.2. Simplificar el entorno

Lo habitual es que la carga cognitiva que tiene el entorno domiciliario sea demasiado alta para personas con déficit en esta área. Por eso, será necesario establecer medidas que simplifiquen el ambiente. De manera general, las adaptaciones cognitivas que se realicen deben ir dirigidas a conseguir:

- Mantener la identidad con objetos personales y recuerdos del pasado.
- Eliminar los elementos de la decoración que supongan un exceso y carezcan de significado o funcionalidad.
- Ordenar los espacios y los objetos.

Glosario

Orientación personal
Capacidad cognitiva por la que la persona es capaz de evaluar, situar y diferenciar su propia identidad en relación a los demás.

Orientación espacial
Capacidad cognitiva por la que la persona es capaz de evaluar, situar y diferenciar su cuerpo en relación con el espacio.

Orientación temporal
Capacidad cognitiva por la que la persona es capaz de evaluar, situar y diferenciar su cuerpo en relación con el tiempo y el ritmo.

5.4.3. Facilitar la orientación

Se puede facilitar la orientación personal, la orientación espacial y la orientación temporal de la persona siguiendo indicaciones específicas, como:

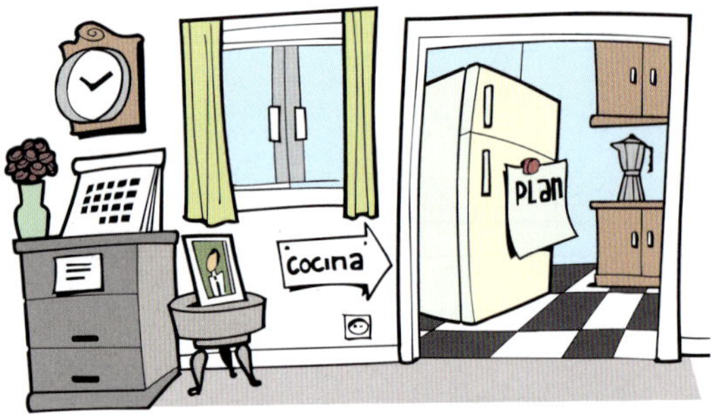

- Situar relojes en lugares de acceso visual.
- Colocar calendarios en sitios fácilmente visibles.
- Poner objetos significativos en zonas destacadas de la casa.
- Señalar direcciones con flechas indicativas.
- Distribuir objetos y fotos familiares por la vivienda.
- Utilizar letreros, dibujos y fotos en las puertas de las estancias, los armarios y los cajones.
- Situar en lugares estratégicos de la casa (como la nevera) el programa de actividades diarias.
- Emplear diferentes colores y pavimentos para diferenciar las estancias.

No hay que olvidar en ningún caso explicar al usuario el significado de las indicaciones y objetos y animarle a que los utilice.

5.4.4. Hacer del entorno un espacio estimulante sin sobrecargas

La estimulación del usuario a través de la decoración del hogar es un buen sistema para fomentar las reminiscencias y la expresión verbal. Habrá que tener cuidado en la dosis de estímulos, pues un exceso puede provocar el efecto contrario y hacer del entorno un espacio complejo que requiera mayor atención y dificulte su comprensión y acceso.

Actividades

11. Señala cuáles son las medidas correctas para la adaptación física y funcional del baño.

1. Las dimensiones recomendadas del plato de ducha son:

- ☐ a. 1,4 x 1,4 m.
- ☐ b. 1 x 1m.
- ☐ c. 1 x 1,5 m.

2. Los accesorios de baño se colocarán a una altura comprendida entre:

- ☐ a. 0,40 y 1,40 m.
- ☐ b. 0,90 y 1,40 m.
- ☐ c. 1,00 y 1,10 m.

3. La altura de la taza oscilará entre:

- ☐ a. 55-65 cm.
- ☐ b. 40-55 cm.
- ☐ c. 65-75 cm.

5.5. La domótica, el mobiliario y los complementos para personas dependientes

Las modificaciones arquitectónicas realizadas en el hogar no son suficientes para hacerlo accesible y asegurar el mayor grado de autonomía e independencia posible del usuario.

En estos casos, la **domótica** hace de los hogares espacios inteligentes en los que los dispositivos de control ambiental reducen considerablemente el nivel de destrezas y exigencias requeridas e incrementan la comodidad, la seguridad, el ahorro energético y la mejora de las comunicaciones.

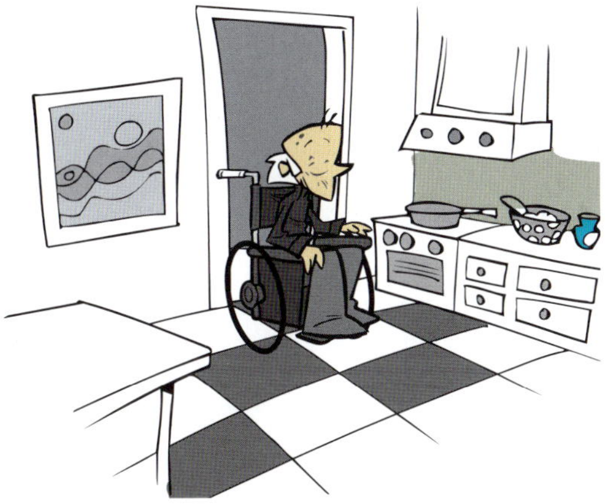

En la actualidad, se puede encontrar gran variedad de mobiliarios y complementos auxiliares que se distribuirán y utilizarán adaptándose a las necesidades y características individuales del usuario.

En cualquier caso, y de manera general, el mobiliario y los complementos auxiliares que se seleccionen se utilizarán teniendo en cuenta que sean un mobiliario funcional adaptado a las necesidades de accesibilidad física y cognitiva del usuario.

El mobiliario se colocará de manera que no obstruya el paso de un lugar a otro. Los muebles se caracterizarán por una estabilidad que permita el apoyo de personas con dificultad de equilibrio.

Las estanterías y armarios se dispondrán a una altura media de 0,5 y 1,5 m de manera que queden situados entre los ojos y las caderas del usuario del domicilio, y contarán con espacios libres en la parte inferior que permitan la aproximación de usuarios de sillas de ruedas.

5.5.1. Los tipos de complementos y ayudas técnicas

Los dispositivos que se encuentran en el mercado constituyen un amplio abanico de **múltiples opciones** disponibles para facilitar la vida del usuario en su domicilio y mejorar su calidad si se eligen sabiamente.

La mayoría de ellos puede localizarse en internet, pero no hay que olvidar que cada persona es diferente y la elección de los complementos deberá ser siempre **individualizada**.

El profesional debe pedir asesoramiento al terapeuta ocupacional, pues juntos encontrarán la solución más acertada.

> **Idea clave**
>
> La tecnología en el hogar es una de las grandes armas con las que el usuario con dificultades de accesibilidad puede contar para luchar contra la dependencia.

> El profesional debe tratar de incorporar la ayuda técnica a la vida del usuario de manera natural, para que se adapte lo más rápidamente posible a ella. También deberá fomentar la autonomía, el rol activo del usuario, la dignidad, el respeto y la integración del usuario del servicio.

Actividades

12. Escribe las indicaciones principales que se deben seguir para la adaptación cognitiva del entorno.

6 La ortopraxia

La ortopraxia es la ciencia que se ocupa del diseño, la elaboración y la adaptación de las ayudas técnicas ortoprotésicas para las personas con discapacidad. Tiene como objetivo conseguir la **máxima funcionalidad** de la persona dependiente.

Las acciones de la ortopraxia tienen tres funciones:

- Corregir mecánicamente deformidades osteoarticulares.
- Sustituir segmentos corporales perdidos.
- Compensar funciones perdidas o limitadas.

El profesional debe animar al usuario a utilizar las ayudas técnicas ortoprotésicas y las nuevas adaptaciones realizadas en su entorno, tratando de darle significado en cada caso.

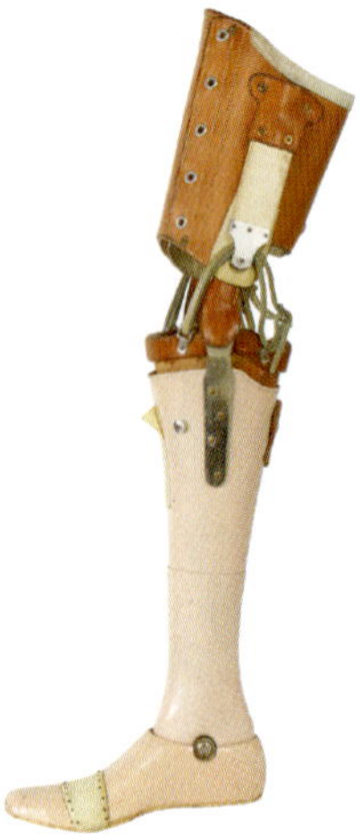

Las prótesis sustituyen a un miembro perdido

La técnica ortoprotésica engloba las ortosis (ayudas mecánicas) en tres grupos diferenciados:

- Las **prótesis** son instrumentos que sustituyen el segmento corporal que se ha perdido tras una amputación.
- Las **ortesis** son instrumentos que se adhieren al cuerpo con el objetivo de suplir una función que se ha perdido o reducido, para compensar o ayudar a un grupo muscular debilitado, para prevenir o corregir deformidades o para mejorar e inmovilizar el posicionamiento de un segmento corporal.
- Las **ayudas técnicas** son «cualquier producto, instrumento, equipo o sistema técnico usado por una persona con discapacidad, fabricado especialmente o disponible en el mercado, para prevenir, compensar, mitigar o neutralizar la deficiencia, discapacidad o minusvalía». *Norma Europea EN ISO 1999*, octubre de 2002.

6.1. Las ortesis más utilizadas

Las ortesis se clasifican según:

- Su composición:
  - **Estáticas**, no tienen ningún segmento móvil.
  - **Dinámicas**, tienen segmentos móviles.
- Su función:
  - **De reposo**, se aplican para conseguir el reposo de un segmento corporal.
  - **Correctoras**, se aplican para conseguir la corrección de la posición de segmentos corporales.
  - **Funcionales**, se aplican para mejorar una función determinada.

6.1.1. Las ortesis para la columna cervical

Las ortesis que se diseñan, fabrican y adaptan para la columna vertebral deben utilizar materiales: resistentes, duraderos, ligeros, dúctiles, mecanizables y compatibles con la salud para evitar reacciones alérgicas y tóxicas. Entre las de mayor prescripción destacan:

- Los **collarines cervicales** cuya función es reducir la movilidad del segmento cervical, evitar el dolor producido por lesiones y enfermedades y proteger la columna tras un postoperatorio. Descargan, equilibran y disminuyen la movilidad de la cabeza, consiguiendo reducir la presión que existe sobre los discos intervertebrales (figura A).

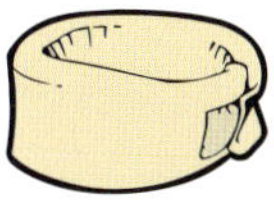

A

- Los **aparatos indicados para la tracción cervical** son dispositivos recomendados en cervicoartrosis, cervicobraquialgias y otros procesos de carácter inflamatorio que permiten realizar la distracción de la columna en las cervicales a través de tracciones intermitentes o continuas. Para ello, se emplean aparatos de tracción cervical de tipo vertical y horizontal (figura B).

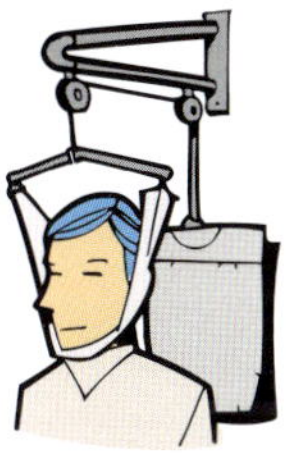

B

- Las **almohadas cervicales** son dispositivos complementarios a otros tipos de intervenciones que previenen las alteraciones que comprometen la columna cervical. Pueden tener forma de cuña o cilíndrica y favorecen el posicionamiento correcto de la anatomía de la columna cervical (figura C).

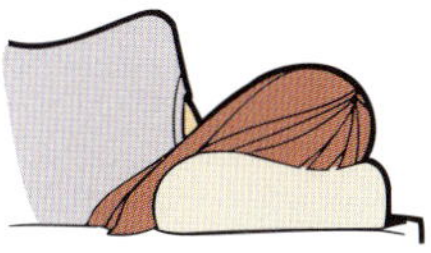

C

- Los **tirantes correctores** son dispositivos que se utilizan para corregir las hipercifosis de la columna vertebral durante el desarrollo (figura D).

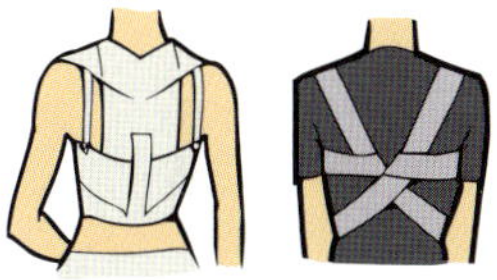

D

- La **minerva** es un dispositivo indicado en lesiones importantes de la columna vertebral (especialmente altas) producidas por traumatismos, metástasis, postoperatorios, etc. Se prescriben para inmovilizar el segmento cervical en toda su biomecánica, por lo que resulta más efectivo que otro tipo de dispositivos como los collarines (figura E).

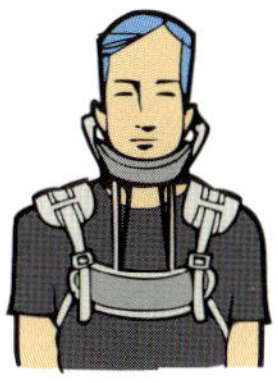

E

- Los **corsés** son dispositivos que se utilizan para corregir las deformidades de la columna dorsolumbar o mantener las correcciones obtenidas con la rehabilitación.

Tipos de corsés

Corsés	Indicaciones terapéuticas
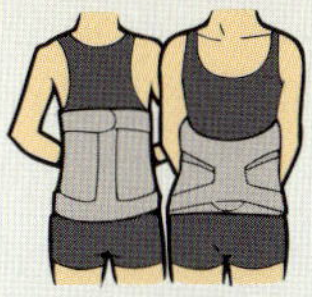	• Faja de contención de la columna lumbar.
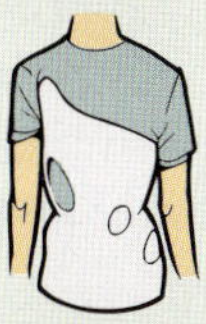	• Tratamiento de la escoliosis: deformidad vertebral que se caracteriza por una curva lateral y una rotación vertebral.
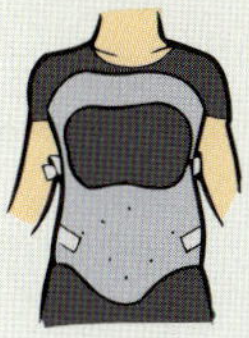	• Inmovilización de la columna vertebral en el caso de fracturas.

6.1.2. Las ortesis para el miembro superior

El tratamiento ortésico del miembro superior se realiza a través de la prescripción y utilización de dispositivos indicados para la debilidad o la parálisis de la extremidad o para procesos que cursan con dolor.

Las ortesis de miembro superior se componen de los siguientes elementos:

- La **pieza base** es el elemento rígido que se coloca sobre la zona corporal inmóvil para fijar la ortesis.
- Las **piezas dinámicas** son los elementos deformables que actúan como nexos de unión entre la pieza base y las distales.
- Los **elementos distales** son los elementos blandos y deformables que se sitúan sobre los dinámicos.

Según la función que desempeñan pueden ser:

- **Funcionales** o de **suspensión** que se utilizan para ayudar de forma temporal o permanente una función que se ha perdido o está debilitada.
- **De reposo** que se utilizan para mantener la higiene postural y evitar deformidades osteoarticulares.
- **Correctoras** que se utilizan para incrementar de un modo pasivo o dinámico la amplitud de una o varias articulaciones.

Según su composición pueden ser:

- **Estáticas**, compuestas por segmentos estáticos.
- **Dinámicas**, compuestas por segmentos móviles.

El profesional debe transmitir al usuario la importancia del uso de la ortesis haciendo hincapié en los objetivos preventivos y los riesgos de un uso inadecuado.

Entre las ortesis más destacadas para el tratamiento ortésico del miembro superior se encuentran:

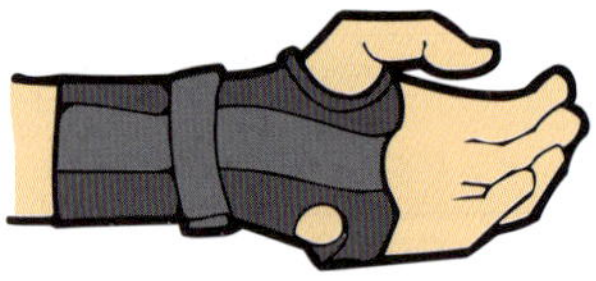

- Las ortesis de **muñeca** limitan la movilidad del rango articular de la muñeca y le proporcionan estabilidad como método preventivo o terapéutico en casos de mucha actividad, lesión o cirugía. Pueden ser férulas de inmovilización y muñequeras.

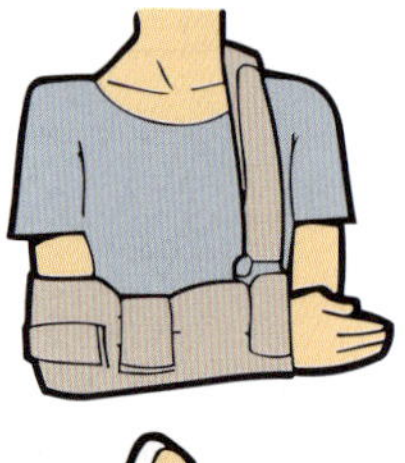

- Las ortesis de **soporte** fijan y contienen el miembro superior posicionándolo de la manera más adecuada en afecciones de las partes blandas de la extremidad, traumas, procesos reumáticos, hombros pléjicos y estados de postcirugía. Se pueden clasificar en soporte de antebrazo, dispositivo en ocho y cabestrillo.

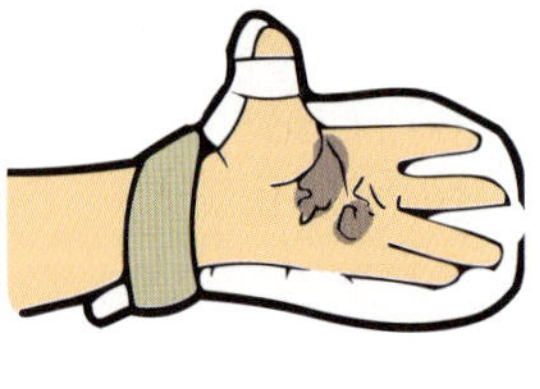

- Las ortesis indicadas para la **mano traumática** son dispositivos recomendados en aquellos casos en los que la persona haya sufrido traumatismos o quemaduras en la mano. Dependiendo de su uso y del momento en que se apliquen pueden ser de inmediata aplicación, indicadas tras la cirugía, auxiliares rehabilitadotas o para los quemados.

- Las ortesis para las **lesiones nerviosas** se utilizan en la recuperación de la función del miembro superior cuando se ha producido parálisis del mismo. Existen diferentes ortesis en función del tipo de parálisis que se produzca; por afectación de la musculatura intrínseca, espástica, radial, etc.

- Las ortesis para la **inmovilización de la región tenar** se utilizan para inmovilizar las articulaciones trapeciometacarpiana y metacarpofalángica del pulgar. Se prescriben en los tratamientos de las alteraciones de estas articulaciones, en los postoperatorios y para conseguir la oposición digital del primer dedo.

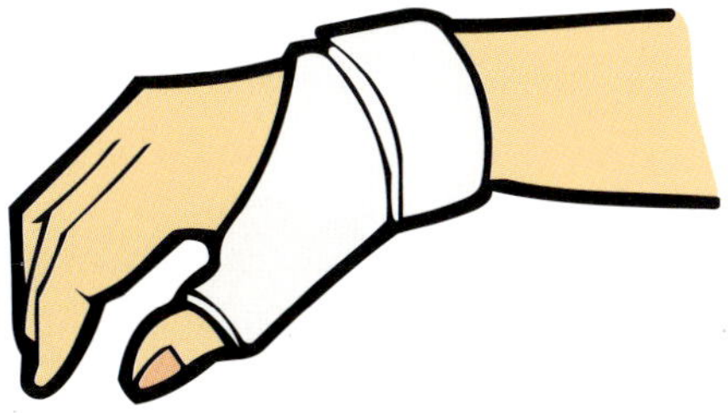

6.1.3. Las ortesis para el miembro inferior

Las alteraciones de los miembros inferiores se abordan con dispositivos ortésicos que previenen el desarrollo de deformidades y favorecen la normalización de una marcha alterada. Los dispositivos ortopédicos más utilizados son:

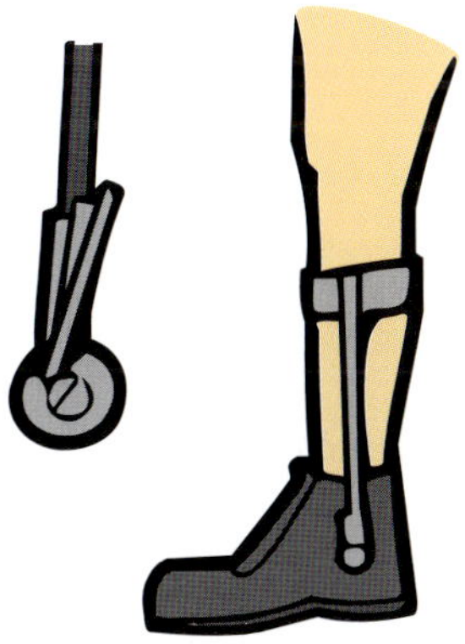

- Las **ortesis antiequinas** evitan y corrigen el pie equino. Pueden ser de carácter pasivo o activo para utilizarse durante el desarrollo de la marcha o posturales de uso nocturno.

- Los **bitutores** y **otros dispositivos para la marcha** corrigen o evitan el desarrollo de deformidades en el tronco y en los miembros inferiores y los posicionan y estabilizan para apoyar la bipedestación y la marcha independiente.

  - El **bitutor antiequino** previene la marcha en guadaña de las personas que tienen espasticidad en los miembros inferiores o con pie equino.

  - El **muelle de codivilla** se utiliza en usuarios con parálisis flácidas que afecta a los miembros inferiores sin que existan desviaciones laterales de los mismos.

  - El **bitutor tipo Klenzack** evita de manera activa la caída del pie durante la marcha.

El profesional debe mostrar seguridad y proporcionar confianza a la persona con la que trabaja.

6.2. Las prótesis más utilizadas

Las prótesis son aparatos, instrumentos y dispositivos que sustituyen el segmento corporal que ha perdido una persona tras una amputación.

Pueden ser:

- **Provisionales** o de entrenamiento.

- **Definitivas**.

Su misión principal es corregir, estabilizar y conseguir la máxima funcionalidad del segmento que reemplaza. También cumplen unos objetivos estéticos, debiendo asemejarse lo más posible a las características del miembro sano, ya que recuperar la imagen perdida es importante desde el punto de vista psicológico.

El profesional debe ayudar al usuario a familiarizarse con el dispositivo apoyando su adaptación.

6.2.1. Los tipos de prótesis

Las prótesis que se encuentran se pueden clasificar en tres grandes grupos:

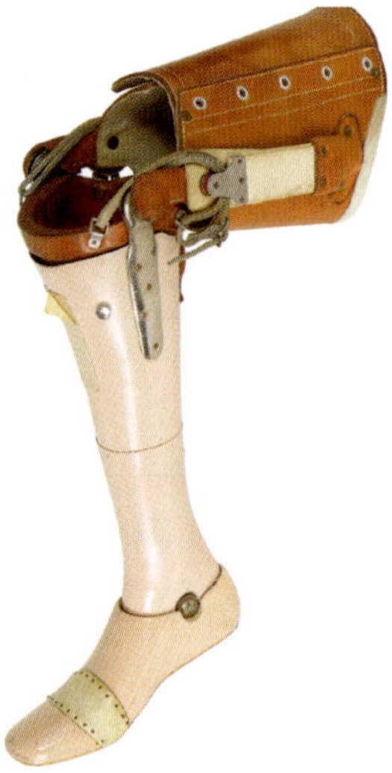

Las prótesis deben tener en cuenta ciertos factores

- **Mecánicas**, a pesar de no ser las más estéticas, son las más utilizadas en los casos de amputaciones del miembro superior por la efectividad de su funcionamiento y precisión durante la ejecución de movimientos de prensión.
- **Mioeléctricas**, su mecanismo está basado en el potencial de las señales eléctricas que emite la musculatura del muñón y que se captan a través de unos electrodos que ponen en funcionamiento el motor de la prótesis para la ejecución del movimiento. Tienen muy buena aceptación entre sus usuarios, los cuales pueden llegar a realizar hasta seis movimientos de carácter activo. Permite eliminar el arnés de la prótesis y la fuerza de agarre es mucho mayor que en otras alternativas. Sin embargo, un peso y un coste más elevado sumado a una mayor fragilidad ante el deterioro constituyen las desventajas a tener en cuenta.
- **Estéticas**, son las prótesis menos habituales, ya que sólo se utilizan en amputaciones distales del miembro superior en las que el codo permanece íntegro y realiza la biomecánica corporal de la articulación. Tienen un fin, principalmente, estético y aunque mantienen cierto grado de funcionalidad son bastante menos eficaces que las anteriores.

La selección de una prótesis depende de una serie de factores de vital importancia que hay que tener en cuenta:

- Las **características del usuario** en relación con la edad, el peso, el sexo, el estado de salud y otros aspectos de carácter intelectual y social.
- El **motivo de la amputación**, traumatismo, tumor, proceso vascular, etc.
- Las características y el **estado del muñón**.
- Las **características de la prótesis**, la funcionalidad, el peso, la comodidad, la higiene y la estética.

Glosario

Distal
Relativo a los segmentos corporales que están más lejanos al centro del tronco.

Proximal
Relativo a los segmentos corporales que están más cercanos al centro del tronco.

Tipos de prótesis

Miembro superior	Miembro inferior
• Amputaciones parciales de la mano. • Amputaciones del brazo y desarticulaciones de la muñeca. • Amputaciones del brazo y desarticulaciones del codo. • Cuarterectomías de la extremidad superior y desarticulación del hombro.	• Prótesis del pie. • Amputaciones por debajo de la rodilla. • Desarticulaciones de rodilla. • Amputaciones por encima de la rodilla. • Desarticulación de cadera.

Estas prótesis se componen del **pie Sach** que es el segmento distal de la prótesis que realiza la función biomecánica del tobillo y el pie, la **suspensión** que es el sistema que permite mantener la unión entre el muñón y la prótesis durante el movimiento y el **encaje protésico** que es el segmento más próximal de la prótesis y aloja el muñón del miembro que ha sido amputado.

6.3. Las ayudas técnicas y tecnológicas

Las ayudas técnicas son «cualquier producto, instrumento, equipo o sistema técnico usado por una persona con discapacidad, fabricado especialmente o disponible en el mercado, para prevenir, compensar, mitigar o neutralizar la deficiencia, discapacidad o minusvalía». *Norma Europea EN ISO* 1999, octubre de 2002.

Intervienen para reducir o eliminar una situación de dependencia y desventaja social, permitiendo a la persona con discapacidad compensar una disfunción y ser lo más autónoma posible en su vida diaria.

Constituyen el puente hacia la independencia.

Tipos de ayudas según la función que desempeñen

Terapia y el entrenamiento	• El tratamiento médico. • La reeducación funcional. • La educación.
Protección y cuidado personal	• Ayudas para personas incontinentes. • Equipos de prevención de escaras. • Ayudas para la higiene personal y el vestido. • Ayudas para el calzado. • Ayudas para comer y beber.
La movilidad personal	• Ayudas para la marcha. • Adaptaciones para automóviles y motocicletas. • Sillas de ruedas y otros vehículos. • Ayudas para las transferencias. • Ayudas para la orientación.
Las tareas domésticas	• Ayudas para la cocina. • Ayudas para el mantenimiento de la casa. • Ayudas para coser y hacer manualidades.
Las adaptaciones para viviendas y otros edificios	• Muebles adaptados. • Accesorios para muebles. • Accesorios y ayudas para la adaptación de los edificios.
El manejo de productos y mercancías	• Ayudas para el manejo manual de mercancías. • Ayudas para el manejo motorizado.
La eliminación de barreras en edificios y viviendas de uso habitual	• Ayudas para las mejoras ambientales. • Herramientas y máquinas. • Adaptaciones de hogares y otros edificios.

Idea clave

Las ayudas técnicas y tecnológicas pueden contribuir a que la persona discapacitada pueda adaptase con mayor facilidad a su nuevo estado. Asimismo, pueden contribuir a una mejor interacción de la persona con su entorno.

6.3.1. La prescripción de la ayuda técnica

La prescripción de una ayuda técnica debe hacerse de manera coordinada por un equipo multidisciplinar. Entre sus componentes, el terapeuta ocupacional destacará como consejero y experto en la materia y será el principal asesor durante el proceso de selección y el entrenamiento de la ayuda técnica.

> **Glosario**
>
> **Entorno**
> Sistema complejo y multidimensional integrado por tres componentes interrelacionados que interactúan entre sí: físico, social y cultural.

La selección de la ayuda técnica adecuada a las características y necesidades reales de la persona comienza cuando el equipo realiza una valoración inicial que debe hacerse, en la medida de lo posible, en entornos reales. Esta valoración debe incluir el estudio de los siguientes aspectos:

- El **usuario** se someterá a una evaluación biopsicosocial que indique las características, motivaciones, disfunciones, etc., que determinen el camino a seguir para detectar sus necesidades.
- Las **actividades** que el usuario realiza en su vida diaria.
- El **entorno** del usuario.
- Los **materiales** que se van a emplear en el diseño y realización de la ayuda técnica. El dispositivo debe reunir los requisitos necesarios para que sea útil. Estos requisitos son los siguientes:
    - Facilitar la función perdida o debilitada.
    - Ahorrar energía y esfuerzo durante su empleo.
    - Ser fácilmente manejable, de rápida adaptación y eficaz.
    - Permitir el alivio de la situación durante la ejecución de la actividad y la reducción de las exigencias del entorno.
    - Ser estéticamente agradable.
    - Ser de limpieza sencilla.
    - Tener el menor coste posible.

6.3.2. Los tipos de intervención

Una vez detectada la necesidad se procederá a la prescripción y el entrenamiento del usuario con la ayuda técnica para su adaptación.

Los tipos de intervención que se desarrollan en relación con las ayudas técnicas son:

- La adaptación de utensilios y herramientas de uso cotidiano y laboral.
- El manejo de dispositivos de apoyo y soportes.
- La eliminación de barreras arquitectónicas.
- La adaptación física del entorno.
- El fomento de la accesibilidad y de la domótica.

El profesional debe ser paciente con los usuarios durante el entrenamiento, reentrenamiento o compensación de la actividad a través del manejo de la ayuda técnica.

Resumen

La terapia ocupacional es una profesión de atención sociosanitaria cuyo objetivo es alcanzar el **mayor grado de autonomía** posible en la vida diaria de la persona en situación de dependencia.

Persigue prevenir, tratar o compensar la discapacidad física, psíquica, sensorial o social que pueda presentar una persona a través de su principal herramienta: la ocupación.

La **ocupación** es todo comportamiento humano motivado por un impulso intrínseco de explicar y dominar el ambiente.

Este impulso se dirige hacia la satisfacción de roles individuales, permite a la persona expresarse y proporciona sentido a su existencia e identidad personal y sociocultural.

Desde el Servicio de terapia ocupacional, se rehabilitarán las funciones perdidas o limitadas hasta lograr el mayor grado de competencia posible y conseguir alcanzar la máxima autonomía.

Si tras el proceso de rehabilitación la persona no llega a alcanzar el nivel de autonomía deseable, se adaptará la actividad y el entorno a las capacidades de la persona.

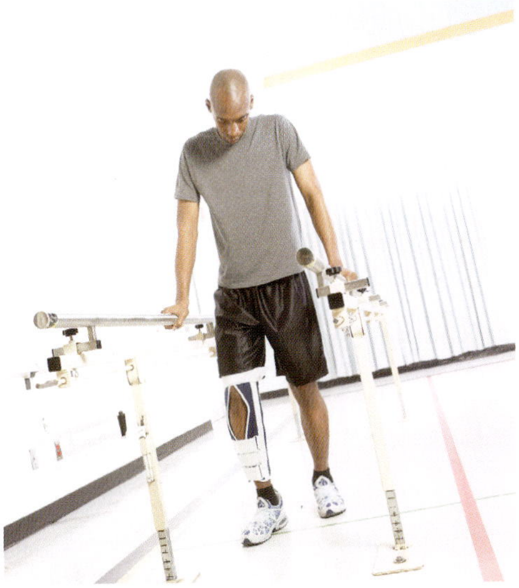

La persona debe poder adaptarse a sus diferentes estados físicos

El profesional debe procurar participar en el proceso de rehabilitación y adaptación y colaborar con el terapeuta ocupacional fomentando la autonomía en la vida diaria dentro y fuera del departamento. Para ello procurará:

- Apoyar la actividad sin asistir.
- Motivar y reforzar cualquier tipo de esfuerzo.
- No sustituir las capacidades de la persona si no es necesario.
- Permitir la realización autónoma de pasos o tareas dentro de una actividad.

Evaluación

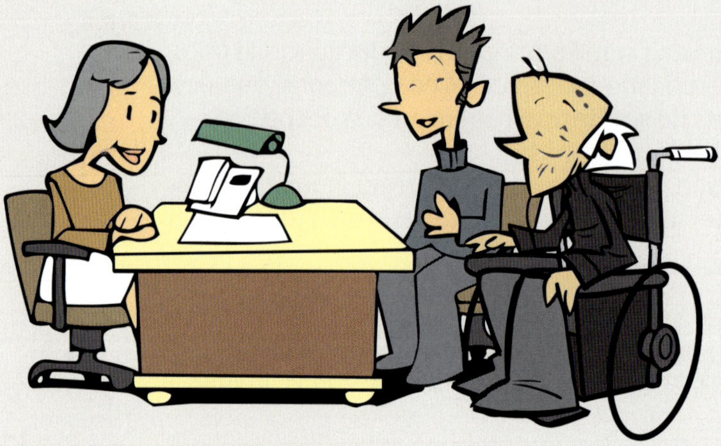

Ha llegado el momento de ponerse en el lugar de José. Imagina que como él tienes que colaborar en el tratamiento que se establecido en terapia ocupacional para Manuel y responde a las siguientes cuestiones:

- ¿Qué es la terapia ocupacional?
- ¿Cuáles son las áreas y los componentes de la ejecución en las que Manuel puede presentar dificultades?
- ¿Cómo puede José contribuir a la implementación de la terapia?

Test de evaluación

1 Los instrumentos y los aparatos que sustituyen el segmento corporal que ha perdido una persona tras una amputación son:

a. Las ayudas técnicas.
b. Las ortesis.
c. Las prótesis.
d. Los muñones.

2 Indica qué ayuda técnica tiene la finalidad de disminuir la movilidad del segmento cervical y aliviar el dolor:

a. La minerva.
b. Los tirantes correctores.
c. Los aparatos de tracción.
d. Los collarines cervicales.

3 Las partes de una ortesis de miembro superior son:

a. La pieza base, los elementos distales y los elementos dinámicos.
b. La pieza base y los elementos distales.
c. Los elementos distales, dinámicos y proximales.
d. La pieza base, los elementos proximales y los elementos distales.

4 Los tipos de ortesis de soporte son:

a. Soporte de antebrazo, cabestrillo y muñequeras.
b. Dispositivo en ocho, cabestrillo y muñequeras.
c. Soporte de antebrazo y cabestrillo.
d. Collarines, corsés y tirantes.

5 En las ortesis para la inmovilización de la región tenar, las articulaciones que se inmovilizan son:

a. Las articulaciones interfalángicas del pulgar metacarpofalángica del pulgar.
b. Las articulaciones trapeciometacarpiana y metacarpofalángica del pulgar.
c. Las articulaciones interfalángicas del pulgar.
d. Las articulaciones trapeciometacarpiana y metacarpofalángica del pulgar y las interfalángicas del pulgar.

6 Las partes de una prótesis son:

a. Encaje protésico, sistema de suspensión y pie Sach.
b. Encaje protésico y sistema de suspensión.
c. Encaje protésico, sistema de suspensión, pie Sach y pieza terminal.
d. Pie Sach y pieza terminal

7 Los requisitos que debe cumplir una ayuda técnica son:

a. La valoración individual del caso para determinar problemas y necesidades a mejorar, facilitar la función ahorrando energía, aliviar y no empeorar la situación, ser de fácil fabricación, manejo y adaptabilidad, ser estéticas, higiénicas y de fácil limpieza.
b. La valoración individual del caso para determinar problemas y necesidades a mejorar y facilitar la función ahorrando energía.
c. La valoración individual y las necesidades colectivas.
d. Aliviar y no empeorar la situación.

8 Señala el profesional que no participa directamente en el proceso de adaptación domiciliaria:

a. El enfermero.
b. El arquitecto.
c. El terapeuta ocupacional.
d. El auxiliar de ayuda a domicilio.

9 Señala el servicio que pertenece a la terapia ocupacional:

a. El ahorro de dinero.
b. El comprar alimentos.
c. El abordaje de las actividades diarias.
d. El arreglo del domicilio del usuario.

10 Cuáles son los modos de ayudar al usuario desde la terapia ocupacional.

a. Entrenar, reentrenar y compensar.
b. Entrenar y reentrenar.
c. Compensar y esperar.
d. Observar al usuario.

Documentación

Orden de 18 de enero de 1996 de desarrollo del Real Decreto 63/1995, de 20 de enero, para la regulación de la prestación ortoprotésica

La presente Orden tiene por objeto establecer los principios para el desarrollo de la prestación ortoprotésica, de acuerdo con lo indicado en el artículo 2 y en el apartado 4.1.ª del anexo I del Real Decreto 63/1995, de 20 de enero, sobre ordenación de prestaciones sanitarias del Sistema Nacional de Salud.

Segundo. Prótesis.

1. Se entienden como tales los productos sanitarios que sustituyen total o parcialmente una estructura corporal o una función fisiológica que presenta algún defecto o anomalía.

   A efectos de lo dispuesto en esta norma, dentro de las prótesis cabe distinguir:

   1.1. Prótesis quirúrgicas fijas: Son aquellos productos sanitarios que precisan de una implantación interna y fija en el paciente, a través de un determinado acto quirúrgico, estando destinadas a sustituir artificialmente y de forma permanente la falta de un órgano o de parte de él o de su función.

   1.2. Prótesis ortopédicas permanentes o temporales (prótesis externas): Son aquellos productos sanitarios que requieren una elaboración y/o adaptación individualizada y que, dirigidas a sustituir un órgano o parte de él, no precisan de implantación quirúrgica en el paciente.

2. Las prótesis quirúrgicas fijas, para poder ser suministradas y utilizadas en los centros hospitalarios, deberán cumplir los requisitos que, a efectos de autorización, disponga la normativa vigente en cada momento.

3. La Administración Pública competente en la gestión de esta prestación establecerá el procedimiento para la elaboración de su catálogo de prótesis quirúrgicas, ajustándose a lo indicado en el anexo I, en el que figura la relación de los grupos genéricos de prótesis quirúrgicas fijas, debiendo adaptarse a su contenido el correspondiente catálogo de cada centro de su ámbito de competencia.

4. Se consideran bajo la cobertura de la prestación ortoprotésica los grupos de prótesis externas que figuran incluidos en la relación que aparece como anexo II, en la que consta la denominación de los mismos y su código identificativo.

Tercero. Vehículos para inválidos.

1. Se entienden como tales, a los efectos de lo regulado en esta norma, las sillas de ruedas, que son los vehículos individuales para favorecer el traslado de personas que han perdido, de forma permanente, total o parcialmente, la capacidad de deambulación y que sean adecuados a su grado de invalidez.

2. La relación de los grupos genéricos de sillas de ruedas, incluidas en la prestación ortoprotésica, en la que consta la denominación de los mismos, su código identificativo y, en su caso, la entidad clínica o diagnóstico que justifique la prescripción figura como anexo III.

Cuarto. Ortesis.

1. A efectos de lo dispuesto en esta norma, bajo esta denominación, se incluyen aquellos productos sanitarios de uso externo, no implantables que, adaptados individualmente al paciente, se destinan a modificar las condiciones estructurales o funcionales del sistema neuromuscular o del esqueleto.

2. Se consideran constituyentes de la prestación ortoprotésica los grupos de ortesis que figuran en la relación que aparece como anexo IV. Esta relación incluye la denominación de los grupos genéricos, su código identificativo y, en su caso, la entidad clínica o diagnóstico que justifique la prescripción.

Quinto. Prótesis dentarias y especiales.

A efectos de lo dispuesto en esta norma, se consideran como tales las que se incluyen en el anexo V.

Sexto. Contenido de la prestación ortoprotésica.

1. El contenido de esta prestación viene delimitado por lo que establecen los anexos I, II, III, IV y V. En el ámbito de cada Administración Pública competente en la gestión de la prestación, el contenido de la prestación ortoprotésica estará determinado por aquellos artículos que expresamente se recojan en los catálogos que elaboren en desarrollo de la presente norma.
2. La prestación ortoprotésica reviste dos diferentes modalidades:

   Las prestaciones incluidas en los apartados segundo y tercero de la presente Orden se ajustarán a lo establecido en los anexos I, II y III, garantizando las necesidades sanitarias de los pacientes, en la forma que se establezca al efecto por la Administración Pública competente en la gestión de la prestación.

   Las prestaciones recogidas en los apartados cuarto y quinto de la presente Orden darán lugar a la concesión de ayudas económicas, de acuerdo con lo que indica el apartado 4.1.º del anexo I del Real Decreto 63/1995, de 20 de enero, sobre ordenación de prestaciones sanitarias del Sistema Nacional de Salud, consistentes en la diferencia entre las tarifas de los correspondientes artículos y las aportaciones del usuario que figuran en los anexos IV y V.
3. No constituyen parte de esta prestación los efectos y accesorios ni los artículos ortoprotésicos destinados a uso deportivo.
4. El procedimiento para la elaboración de los correspondientes catálogos en cada ámbito de gestión, adaptados en su contenido a la relación de los respectivos anexos, así como las condiciones de acceso, de prescripción, de gestión, de aplicación del catálogo y, si procede, de recuperación de los artículos, serán determinados por la Administración Pública competente en la gestión de esta prestación.

Séptimo. Instrucciones generales.

1. La prescripción de las prestaciones merecedoras de protección deberá ser llevada a cabo, de acuerdo con lo indicado en el apartado 4.1.º del anexo I del Real Decreto 63/1995, de 20 de enero, por un médico de atención especializada, especialista en la materia correspondiente a la clínica que justifique la prescripción.
2. Los productos sanitarios incluidos como prestación ortoprotésica, para poder ser suministrados y utilizados, deberán cumplir los requisitos contemplados en la legislación vigente que les resulte de aplicación.
3. Los establecimientos o centros elaboradores y dispensadores o sólo dispensadores de prótesis externas y ortesis deberán reunir los requisitos que en cada momento establezca la Administración Sanitaria Pública competente, a fin de que se salvaguarde una correcta elaboración y adecuación de la prestación prescrita al paciente.
4. Para los productos incluidos en los apartados segundo.1.2, tercero, cuarto y quinto de esta Orden, son de aplicación los siguientes aspectos:

   4.1. La entrega de estos productos irá acompañada del certificado de garantía y hoja informativa, con las recomendaciones precisas para la mejor conservación del mismo en condiciones de utilización normal y las advertencias para evitar su mal uso, de acuerdo con lo que establezca en cada caso la Administración Sanitaria Pública competente.

   4.2. Cuando se trate de productos que requieran una adaptación específica al paciente:

   4.2.1. Correrán a cargo del establecimiento cuantas rectificaciones imputables a la elaboración y adaptación sean precisas.

   4.2.2. En la elaboración de los productos, el establecimiento se ajustará siempre a las indicaciones consignadas por el especialista prescriptor.

   4.2.3. En los casos que se determine, una vez obtenida la prestación por el usuario, el especialista prescriptor comprobará que el artículo se ajusta rigurosamente a sus indicaciones y se adapta perfectamente al paciente.

   4.3. En el caso de artículos susceptibles de renovación, ésta podrá concederse, cuando no sea debida al mal trato del usuario, en las condiciones que al efecto se determinen por la Administración Pública competente en la gestión de la prestación.

Fuente: **Ministerio de Sanidad y Consumo**

Bibliografía

1. Centro Estatal de Ayudas Técnicas: *Catálogo general de ayudas técnicas*. Madrid: Instituto Nacional de Servicios Sociales, 2003.

2. Centro Estatal de Autonomía Personal y Ayudas Técnicas: *Catálogo general de ayudas técnicas*. Madrid: Instituto Nac. Servicios Sociales, D.L., 2003.

3. Colegios de arquitectos: *Recomendaciones y requerimientos mínimos de accesibilidad y uso en vivienda de interés social*. Viviendas tipo VIP, Federación de Colegios de arquitectos FCARM, 2002.

4. FEAPS: *Manuales de buenas prácticas*. Madrid: FEAPS.

5. Regato, P. (coord.): «Atención al paciente con demencia y su entorno», Atención Primaria, 26 (Supl.): 89-95, 2000.

Enlaces de interés

- Discapnet: portal de las personas con discapacidad:

  http://www.discapnet.org/

- Libro blanco de atención a las personas en situación dependencia en España:

  http://www.seg-social.es/imserso/dependencia/libroblanco.pdf

- Ley 15/1995, de 30 de mayo, sobre límites del dominio sobre inmuebles para eliminar barreras arquitectónicas a las personas con discapacidad:

  http://www.afincas.com/pdf/eba.pdf

- Asociación Española de Domótica, CEDOM:

  http://www.cedom.es/

- Centro Estatal de Autonomía Personal y Ayudas Técnicas:

  http://www.ceapat.org

- Discapacidad y adaptación:

  http://www.humanizar.es/formacion/revista/2005/sep_oct/reportaje_001.html

Glosario

Actividades de la vida diaria

Aquellas tareas que una persona realiza diariamente para prepararse y desarrollar el rol que le es propio y que le proporciona cuidados, seguridad, autonomía y cobertura. Se trata de la base fundamental de la funcionalidad de las personas.

Cardiomegalia

Agrandamiento anormal del corazón.

Delirios

Confusiones mentales que se caracterizan por alucinaciones, pensamientos absurdos e incoherencia.

Desistimiento

Abandono de una acción procesal.

Disnea

Dificultad para respirar.

Distal

Relativo a los segmentos corporales que están más lejanos al centro del tronco.

Distimia

Trastorno afectivo de carácter depresivo leve.

Duelo

La palabra proviene del latín «dolor». Hace referencia a la adaptación que se da en las distintas unidades de convivencia debido a la pérdida de uno de sus miembros por muerte.

Embolia

Obstrucción de un vaso sanguíneo que impide la circulación a un vaso más pequeño.

Enfermedad terminal

Aquella que padece una persona en situación avanzada y para la cual no existen expectativas razonables de cura.

Enfisema

Trastorno por el que los alvéolos se hinchan.

Enfoque holístico

Proceso global evolutivo.

Entorno

Sistema complejo y multidimensional integrado por tres componentes interrelacionados que interactúan entre sí: físico, social y cultural.

Etiopatogenia

Conjunto de factores que causan una enfermedad.

Geriátrica

Adjetivo aplicado a la vejez y a la terapia de sus enfermedades.

Homeostasis

Conjunto de procesos de autorregulación que mantienen el equilibrio interno del organismo.

Iatrogenia

Alteración del estado del paciente provocada por el médico.

Implementación

Es el desarrollo de la planificación, la aplicación del tratamiento.

Melanocitos

Células del organismo que producen melanina.

Memoria reciente

Permite retener durante un breve espacio de tiempo (segundos) la información. Por ejemplo un número de teléfono.

Memoria remota

Permite conservar la información durante un mayor espacio de tiempo (desde minutos hasta años). Por ejemplo, la fecha de nacimiento.

Metodología

Constituye los procedimientos y las técnicas utilizadas para desarrollar una planificación. Es la forma en que se pone en práctica la teoría.

Morbilidad

Tasa o número proporcional de personas que enferman en un sitio y tiempo determinados.

Orientación espacial

Capacidad cognitiva por la que la persona es capaz de evaluar, situar y diferenciar su cuerpo en relación con el espacio.

Orientación personal

Capacidad cognitiva por la que la persona es capaz de evaluar, situar y diferenciar su propia identidad en relación a los demás.

Orientación temporal

Capacidad cognitiva por la que la persona es capaz de evaluar, situar y diferenciar su cuerpo en relación con el tiempo y el ritmo.

Presbiacusia

Disminución de la agudeza auditiva que se produce con el envejecimiento.

Prestación

Renta o servicio que otorga la seguridad social u otras entidades, en dinero o en especie, para atender situaciones de necesidad.

Propositito

Que plantea alternativas a los problemas provocados por una situación.

Proximal

Relativo a los segmentos corporales que están más cercanos al centro del tronco.

Recursos

Conjunto de elementos disponibles para resolver una necesidad.

Régimen ambulatorio

Sistema de atención sanitaria en el que los pacientes no son ingresados en un hospital.

Renuncia

Dejación voluntaria de algo que en posesión o a lo que se tiene derecho.

Sedentarismo

Falta prolongada de ejercicio físico que pone al organismo humano en situación vulnerable ante enfermedades, especialmente del sistema vascular.

Servicios

Conjunto de organizaciones o de personas destinado a cuidar los intereses o satisfacer las necesidades de entidades o usuarios.

Somnolencia

Pesadez y torpeza que genera la falta de sueño.

Tarjeta sanitaria

Documento que recoge los datos personales del usuario, del médico de referencia y del centro de salud correspondiente.

Telemático

Referente a servicios y dispositivos de comunicación informática.

Tiffenau

Prueba funcional respiratoria.

Trombosis

Formación de un trombo, coágulo de sangre, en un vaso sanguíneo.

Tumefacción

Efecto de hincharse.

Tumefacción

Efecto de hincharse.

VEMS

Índice de flujo aéreo que se obtiene durante una espirometría. Volumen Espiratorio Máximo por Segundo.

Zona básica de salud

Área determinada para cada centro de atención primaria que comprende entre 500 y 2.500 habitantes.